Heilende Kräfte aus der Natur

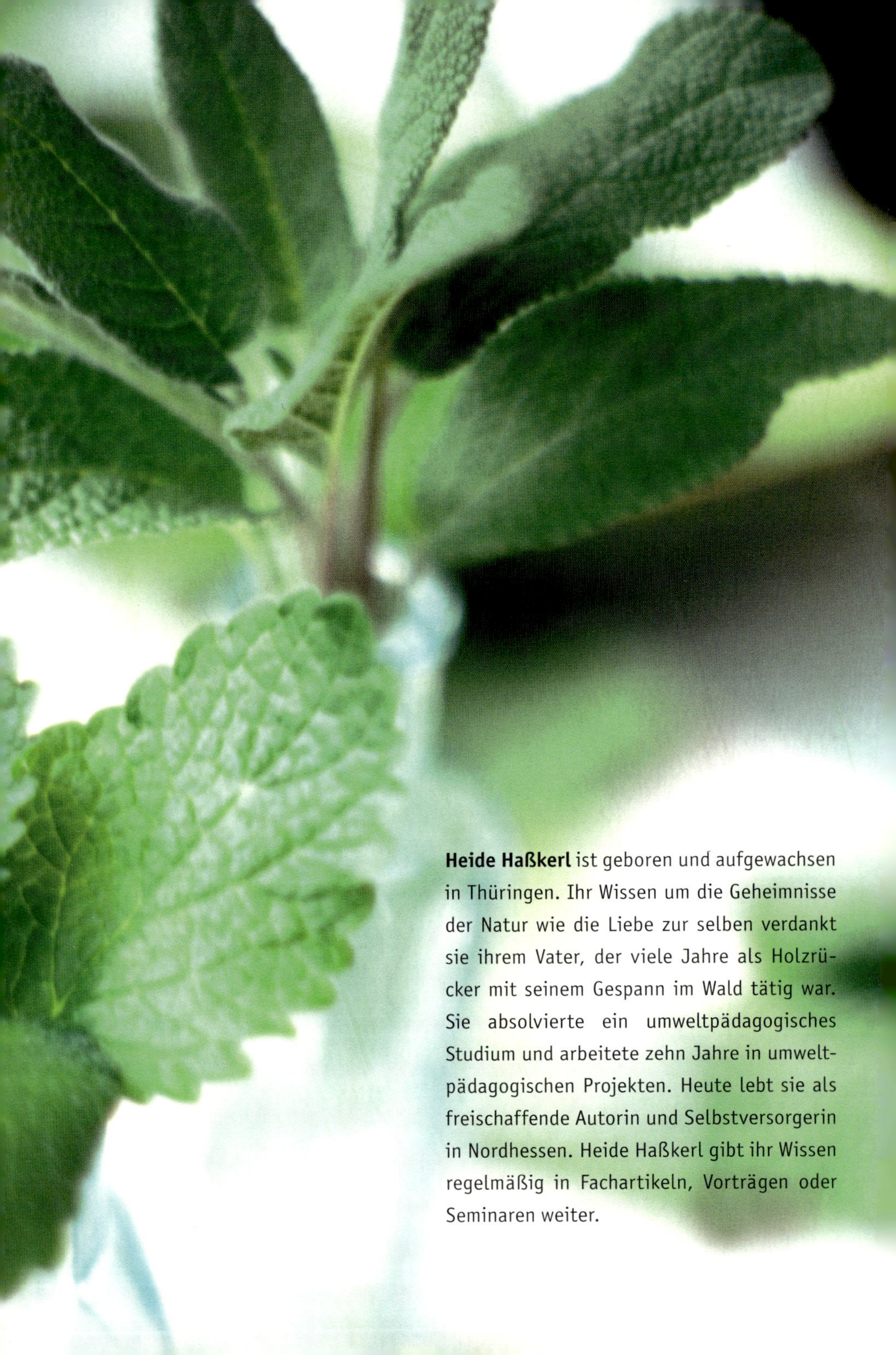

Heide Haßkerl ist geboren und aufgewachsen in Thüringen. Ihr Wissen um die Geheimnisse der Natur wie die Liebe zur selben verdankt sie ihrem Vater, der viele Jahre als Holzrücker mit seinem Gespann im Wald tätig war. Sie absolvierte ein umweltpädagogisches Studium und arbeitete zehn Jahre in umweltpädagogischen Projekten. Heute lebt sie als freischaffende Autorin und Selbstversorgerin in Nordhessen. Heide Haßkerl gibt ihr Wissen regelmäßig in Fachartikeln, Vorträgen oder Seminaren weiter.

Heide Haßkerl

Heilende Kräfte aus der Natur

Bewährte Hausmittel schnell und
günstig selbst zubereiten

VERLAG FÜR DIE FRAU
BUCH

Sämtliche Empfehlungen wurden von mir gewissenhaft recherchiert, die meisten wurden über viele Jahre erprobt. Bei sachgemäßer Anwendung sind Behandlungsfehler auszuschließen. Es wird keine Haftung für gesundheitliche Schäden übernommen. Außerdem weise ich ausdrücklich darauf hin, dass ich weder als Heilpraktikerin tätig bin, noch, dass ich einen Heilkräuterversand habe.

ISBN 3-89798-126-2

Fotos: Tassilo Wengel, Siegfried Prölss, Heide Haßkerl, Brigitte Weibrecht, Uwe Hämsch
Pflanzenzeichnungen: Gertrud Schurig, Lübeck; Archiv
Einband, Grundlayout: Christine Paxmann, München
Satz, Repro, Typografie: Catharina Ende, Leipzig
Druck: Jütte-Messedruck Leipzig
Binden: Kunst- und Verlagsbuchbinderei Leipzig

Printed in Germany

www.buchverlag-fuer-die-frau.de

Inhalt

Gesundes Wohlbefinden	6
Einladung zur Kräuter-Landpartie	8
Wenn es im Hals kratzt	35
Der Kopf dröhnt	43
Die Nase läuft	49
Das Herz meldet sich	55
Eine Erkältung ist im Anzug	65
Bei rheumatischen Beschwerden	73
Nieren und Blase sind entzündet	83
Wenn die Verdauung streikt	91
Nachlassende Sehkraft	99
Wenn graue Tage die gute Laune dämpfen	105
Hautprobleme	113
Erholsamer Schlaf fehlt	121
Wohlfühlen ist angesagt	129
Adressen	140
Register	142

Gesundes Wohlbefinden

Gesundheit und Wohlbefinden sind das Ergebnis einer vernünftigen und gesunden Lebensweise. Ausreichend Bewegung ist ebenso wichtig wie eine ausgewogene Ernährung. Diese Komponenten können durch keine Medizin ersetzt werden. Allenfalls kann durch einen gezielten Einsatz bestimmter Wirkstoffe Besserung bei Störungen der Gesundheit bewirkt werden. Der eigentliche Heilungsprozess – und das ist das Wunderbare daran - wird vom Körper selbsttätig durchgeführt.

Bei leichten Erkrankungen und Unpässlichkeiten können oft einfach herzustellende Hausmittel verblüffend zuverlässig Besserung bringen, da sie diverse Wirkstoffe in ausreichender Form aufweisen, die dem Organismus Heil-Impulse erteilen. Da so manches „Hausmittel" mitunter ohnehin Bestandteil einer gut sortierten Küche oder zum Teil auch relativ günstig zu beschaffen ist, können kleinere Unpässlichkeiten – noch bevor sie sich zu Krankheiten ausgewachsen haben – kostengünstig kuriert werden. Ein altes, sehr bewährtes, mittlerweile vergessenes Hausmittel ist zum Beispiel das Salz. Es gibt sicher kaum eine Küche, in der sich kein Salz findet. Im Übermaß genossen, kann es schädigend wirken. Richtig dosiert, verbessert die Würze nicht nur den Geschmack mancher Speise, sondern vermag Erkältungskrankheiten zu kurieren und kann bei hartnäckigem Schnupfen Besserung verschaffen. Die Metzger wissen, dass Salz explizit kleinere Schnittverletzungen verheilen lässt.

Hingegen dürften nicht nur der Zunft der Metzger die zahlreichen Heileigenschaften unserer einheimischen Kräuter und Wildpflanzen bekannt sein. Sie zählen zu den Favoriten, wenn es um Gesundheit und Wohlbefinden geht. Wildpflanzen und Kräuter bilden die Grundlage für eine Vielzahl einfacher Hausmittel, mit deren Hilfe ein gesunder Lebenswandel praktiziert, diverse Beschwerden kuriert und dem Entstehen zahlreicher Erkrankungen weitestgehend vorgebeugt werden kann. Darüber hinaus können Heilkräuter und Wildpflanzen aber auch zur Bewältigung von Stress, zum Aufhellen depressiver Gemütsstimmungen oder nur fürs Wohlsein eingesetzt werden. Wem das noch nicht genug ist, dem sei verraten, dass Wildpflanzen gern in der Naturkosmetik verwendet werden.

Doch nicht nur der Körper sollte verwöhnt werden, auch die „Seele“ sehnt sich nach Streicheleinheiten. Amerikanische Wissenschaftler haben den Beweis erbracht, dass Gesundheit und Wohlbefinden ebenfalls durch verschiedene Genüsse erreicht oder wiederhergestellt werden können.

Also: Gönnen Sie sich etwas richtig Gutes! Einen duftenden Tee vielleicht oder ein wirklich gutes Bad oder einfach nur einmal einen ausgiebigen Spaziergang an der frischen Luft, und genießen Sie dabei ein Stück Schokolade, weil Rundum-Wohlfühlen doch so einfach sein und so viel bewirken kann.

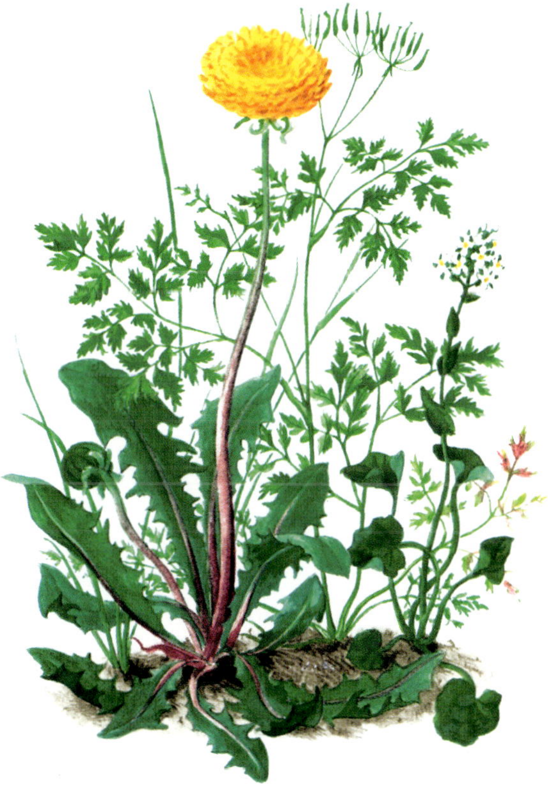

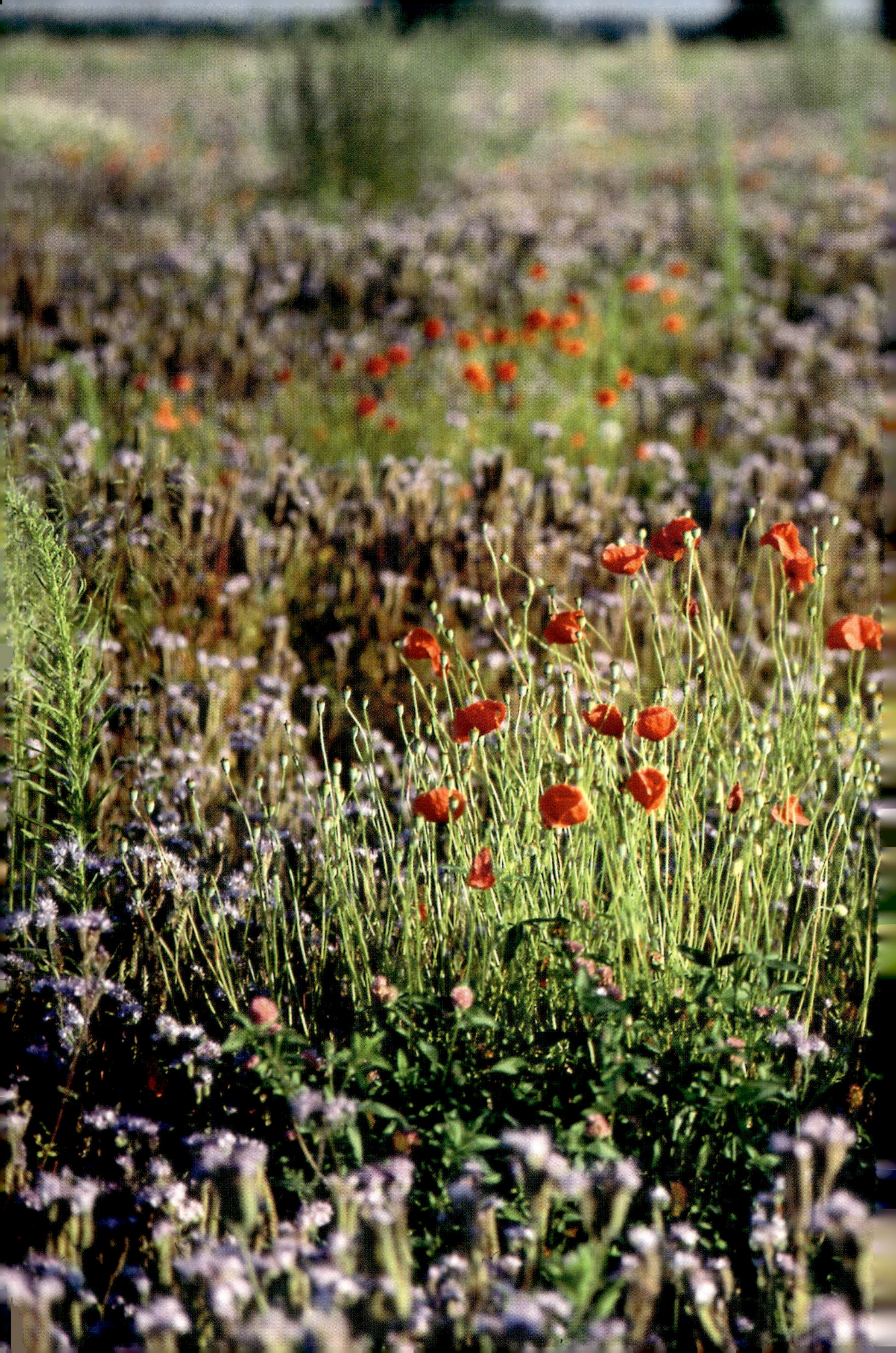

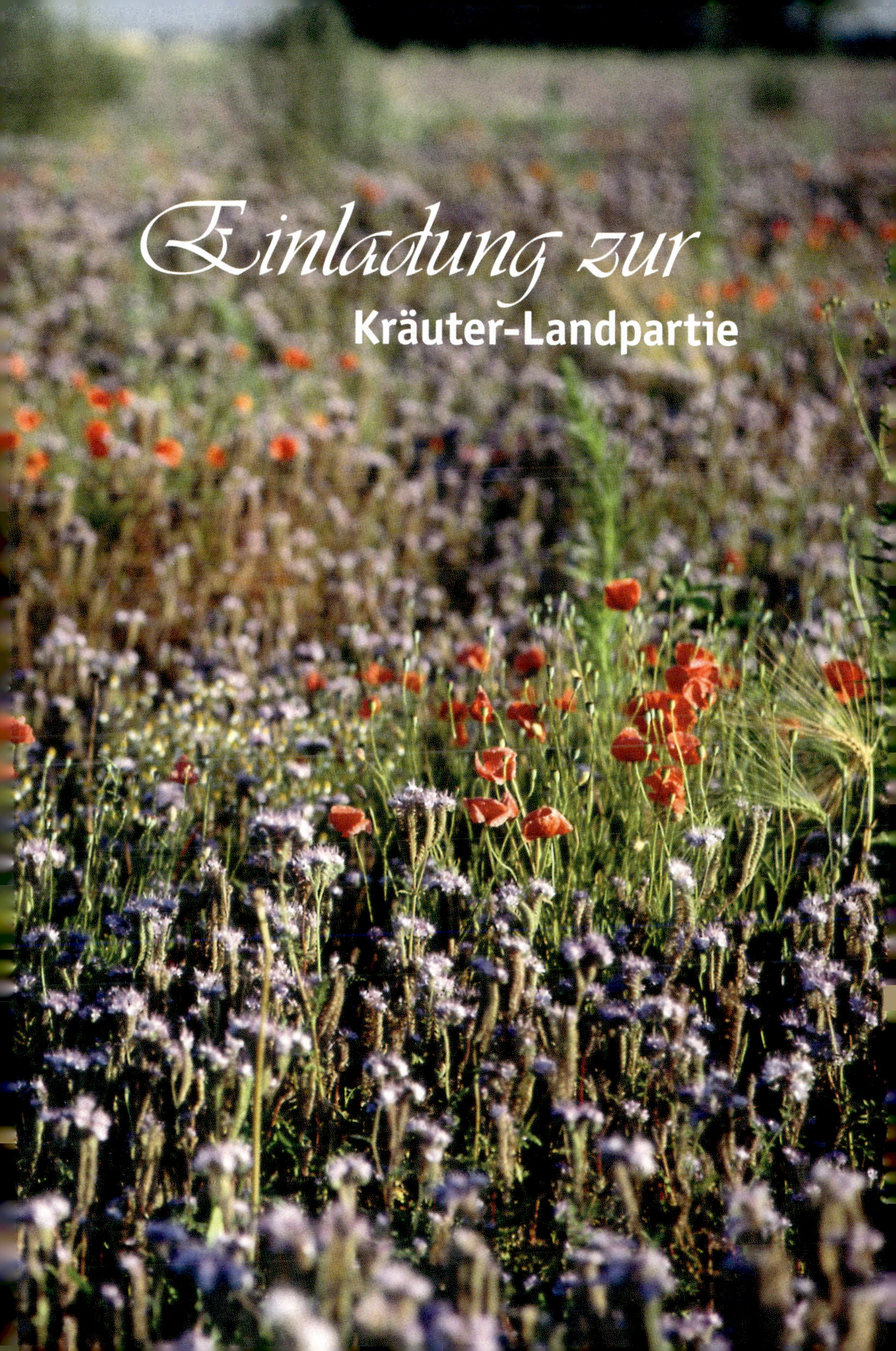
Einladung zur
Kräuter-Landpartie

Kräuter-Landpartie

Hand aufs Herz: Kennen Sie sich noch so richtig in der heimischen Flora aus? Können Sie Brennnessel und Taubnessel beim Betrachten unterscheiden oder müssen Sie den Unterschied am schmerzhaften Griff erfahren?
Und wie sieht es beim Veilchen aus? Duftveilchen oder Hundsveilchen? Und die vielen wundersamen Sagen um diese kleine Blume? Die mit der Nymphe, die von der Frühlingsgöttin Persephone? Aber wozu man das Veilchen gebrauchen kann, das wissen Sie schon?
Oder sollte ich vielleicht doch erst eine viel bekanntere Pflanze erwähnen: Sie zählen bereits zu den Löwenzahn-Freaks? Die gesundheitliche Bedeutung dieser Pflanze ist enorm. Und die Vielseitigkeit erst! So gibt es kaum eine Krankheit, die dem Löwenzahn widersteht und es gibt kaum etwas, das man nicht aus und mit der Pflanze machen kann. Nur zum Zinnputzen kann man sie nicht verwenden!
Aber dafür gibt es ja den Schachtelhalm. Den kennen Sie nicht? Und wie versorgen Sie Ihren Körper mit Kieselsäure – so wichtig für Haut, Haar, Fingernägel und Bindegewebe? Von dieser Möglichkeit der Versorgung haben Sie noch nie gehört?
Kein Problem, ich mache Sie mit dieser aus Urzeiten stammenden Pflanze bekannt, die vor Millionen Jahren einmal so groß wie ein Baum war.
Und wenn ich schon dabei bin, zeige ich Ihnen gleich die anderen Pflanzen auch. Und erzähle, was es über sie so zu wissen gibt, und verrate, was man alles mit und aus ihnen machen kann. Also folgen Sie mir. Ich lade Sie zu einer Kräuter-Landpartie ein! Ziehen Sie aber festes Schuhwerk an. Und: Da wir durch die Jahreszeiten wandern, sollte wetterfeste Kleidung mit von der Partie sein.
Wenn Sie vielleicht noch einen Korb zur Hand hätten, könnten wir ein paar gute Kräuter mit nach Hause nehmen; ein paar für Gesundheit und Wohlergehen, ein paar, die schmecken, ein paar für die Vase und welche für die Schönheit auch.

Wo nicht gesammelt werden sollte

Grundsätzlich sollte nicht an Straßen, Bahndämmen und in direkter Nachbarschaft konventionell bewirtschafteter landwirtschaftlicher Nutzflächen gesammelt werden. Hier besteht besondere Gefahr einer Vielzahl von Verunreinigungen und chemischer Belastungen.

Wie gesammelt werden sollte

Unsere Vorfahren verehrten und fürchteten zugleich die Pflanzen. Es gab mitunter heikle Regeln im Umgang; Blutopfer mussten dargebracht werden. Diese abergläubischen Praktiken sind bis auf ein paar wenige Anweisungen im Umgang mit Pflanzen vollkommen in Vergessenheit geraten, wie auch die vielen wunderbaren Geschichten, über die man gerne schmunzeln kann. Es sollte jedoch bei allem fortschrittlichen Denken nicht vergessen werden, dass Pflanzen Lebewesen sind! Wer sich ein wenig mit ihnen beschäftigt, wird schnell fasziniert feststellen, dass sie nicht einfach nur in der Natur stehen, bis der Herbst ihnen das Licht ausknipst. Sie spüren Sonne und Regen, blühen nur zu bestimmten Stunden, „kämpfen" um die besten Plätze, wer verliert, kümmert und geht ein. Pflanzen sind am deutlichsten den Gesetzen der Natur unterworfen. Gute Heilpflanzen können nur im Einklang mit der Natur gesammelt werden. Das bedeutet, dass unbedingt auf „Reifezeiten" der Heilkräuter zu achten ist. Und da wir auch zukünftig unser Wohlbefinden aus den Naturkräften ziehen wollen, sollten wir die Pflanzen nur sammeln, ihren Fortbestand aber sichern.

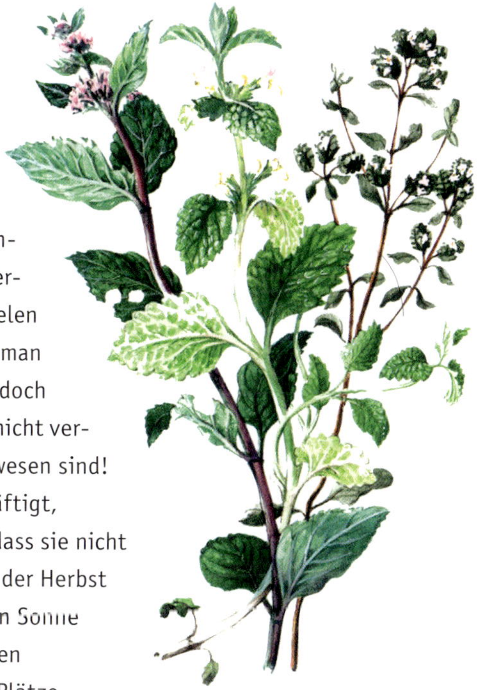

Was gesammelt werden sollte

Nur zweifelsfrei identifizierte Pflanzen werden gesammelt. Es gibt zahlreiche Pflanzenführer, derer man sich im Zweifelsfall bedienen kann.

Es besteht immer auch die Möglichkeit sämtliche Kräuter in Apotheken und Reformhäusern als Droge käuflich zu erwerben.

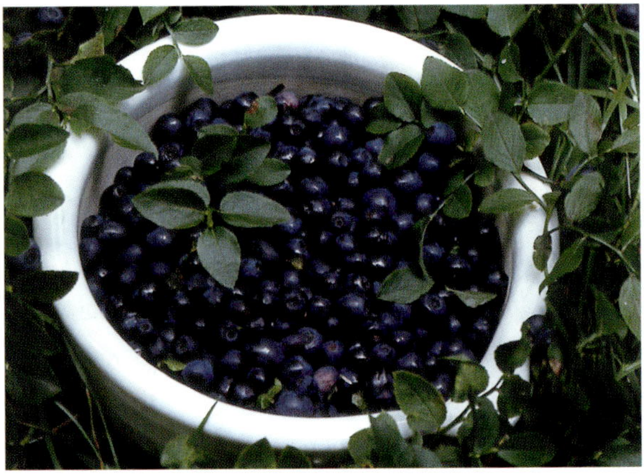

Heidelbeeren

Warum gesammelt werden sollte

Einerseits können Tee und Arznei ganz schön ins Geld gehen und man kann doch den einen oder anderen Euro sparen, wenn man den Frühstückstee selbst gesammelt hat. Außerdem ist man bei der Qualität sicher und weiß, was man zu Hause hat. Andererseits aber setzt beim Sammeln ein Effekt ein, der ein bisschen an Meditation erinnert.

Heilkräutersammeln ist ein stiller Dialog mit der Natur, in die wir versinken müssen, um sie zu verstehen. Immerhin sind Pflanzen lebende Wesen. Heilkräutersammeln ist auf keinen Fall ein Rupfen, Plündern oder Abgrasen der Wildkräuterbestände der Natur. Ein Mensch, der so vorgeht, wird nie hinter das Geheimnis der Pflanzen schauen, und das Wesen des Heilkrautes bleibt ihm verschlossen. Wer aber auf seine Intuition vertraut, wird auf Pflanzen treffen, die ihn geradezu zum Sammeln einladen – denn Pflanze ist nicht gleich Pflanze, wie Hund nicht gleich Hund und Mensch nicht gleich Mensch ist! Das muss man verstehen oder wenigstens tolerieren. Dann erst werden beim Sammeln alle Sinne sensibilisiert und stimuliert. Das wirkt sich wohltuend auf Körper und Geist aus, so dass schon beim Sammeln ein Wohlgefühl einsetzen kann.

Und zu guter Letzt: Wer die Sprache der Pflanzen spricht, versteht die Natur besser, Tiere, Menschen, das Leben.

Ausgewählte Heilpflanzen stellen sich vor

Beginnen wir unsere Exkursion mit den bekannteren Vertretern der Heil- und Wildpflanzen wie Brennnesseln, Löwenzahn, Vogelmiere oder Taubnesseln. Allesamt wunderbare Pflanzen, die in der Küche oder am Krankenbett verwendet werden können.

Brennnessel (Urtica dioica)

Vorsicht: Auch wenn die Brennnesseln im März gerade mal ein paar Zentimeter in die Höhe ragen, brennen die Brennhaare schon fürchterlich. Aber wenn man sich einmal verbrannt hat, ist das auch kein Beinbruch. Unsere Vorfahren trösteten sich mit der Behauptung, dass der schmerzhafte Hautkontakt hilfreich gegen Rheuma sei. Es wurde ein „Abschlagen" der Haut mit den Pflanzen angeraten.
Wer sich alten Heilwissens bedienen und diese Methode ausprobieren möchte, pflückt ein Büschel nicht blühender Brennnesseln. Nur Mut – diese Behandlung weckt die Lebensgeister! Mit diesem Büschel werden die betreffenden Körperpartien beklopft oder sanft abgerieben.
Aus eigener Erfahrung weiß ich, dass während dieser Behandlung kein Schmerzgefühl eintritt. Im Gegenteil, die Berührung ist eher angenehm. Allerdings setzt der schmerzhaft juckende Effekt nach Abschluss der Behandlung ein. Dann kommt es zu einer Hautreizung mit Quaddelbildung. Während die Quaddeln und die Rötung noch am gleichen Tag abklingen, bleibt das mitunter sehr intensive Jucken und Kribbeln mindestens die nächsten drei Tage und Nächte erhalten.
Als Nichtmedizinerin darf ich mir kein Urteil über den Sinn oder Unsinn einer derartigen Behandlung erlauben, als praktizierende Heilpflanzenkundige hingegen kann ich nur die belebende und kräftigende Wirkung einer derartigen Anwendung bestätigen und sie zur Nachahmung empfehlen.

Die Anwendungsmöglichkeiten der frischen Pflanze sind damit natürlich noch nicht erschöpft: Das frische Blatt in einem Mörser mit Salz zerstoßen kann als **Brennnessel-Pflaster** bei schlecht heilenden Wunden oder gegen Furunkel verwendet werden. Hierfür sollte eine Hand voll frisch geernteter Blätter mit einer Prise Salz versehen und in einem Mörser zerkleinert werden. Wer keinen Mörser hat, schneidet die Blätter sehr klein, streut das Salz darüber und „reibt" dieses Gemisch mit einem Messer über ein Holzbrett (Frühstücksbrettchen), bis Saft austritt. Dann wird die breiige Masse auf ein sauberes Baumwolltuch gestrichen und – am besten über

Nacht - auf die betreffende Hautstelle aufgelegt. Das anfängliche Brennen sollte nicht als zu schmerzhaft empfunden werden und nach etwa einer Stunde gänzlich verklungen sein. Sollte dies nicht der Fall sein, könnte eine Überempfindlichkeit vorliegen und die Behandlung muss unverzüglich abgebrochen werden.

In Wein gekocht und als Sud getrunken vertreiben Brennnesseln Bauchschmerzen, wirken Blähungen entgegen und kräftigen zugleich. Ebenfalls kräftigende Eigenschaften werden einem Tee aus Brennnessel-Wurzeln zugeschrieben. Besonders zur Rekonvaleszenz sollte dieser Tee mehrmals täglich getrunken werden.
Die Wurzeln im Herbst ausgraben, reinigen, zerkleinern und trocknen. 1 EL getrocknete Droge auf 1 Tasse (1/4 l) kochendes Wasser, 10 Minuten ziehen lassen.
Das getrocknete Kraut kann ebenfalls als Tee getrunken werden. Hierfür werden die nicht blühenden Pflanzen gesammelt, gebündelt und getrocknet.
Brennnessel-Tee hat eine entwässernde Wirkung. Deshalb sollte er nicht vor der Nachtruhe getrunken werden. Bei **Blasenbeschwerden**, leichter **Ödembildung** oder zur **Entschlackung** ist dieser Tee unverzichtbar.

Eine wirkliche Bereicherung ist die junge Brennnessel in der Küche! Allerdings empfiehlt sich grundsätzlich ein Garen der Pflanze, weil erst dann die Brennhaare ihren Schrecken verlieren. Zubereitet wird Brennnessel wie Spinat, kann zu Gemüse und Suppe verwendet werden oder als Brennnessel-Bier den Durst stillen. Um aber von März bis November frische Pflanzen vorrätig zu haben, sollten geeignete Pflegemaßnahmen erfolgen. Kräftiges Zurückschneiden reicht in der Regel aus.

Brennnessel-Bier

Zutaten: 4 Hand voll junge Brennnesseln, 2 Hand voll Löwenzahnblätter, 3 Holunderblütendolden, 1 Tasse brauner Zucker, 1 Würfel Bäckerhefe, 1 gestrichener TL Weinstein

Zubereitung: Nach dem Reinigen alle Kräuter und die Blüten in einen mittelgroßen Topf geben. 2 l Wasser auffüllen und bei mittlerer Wärmezufuhr 45 Minuten kochen. Leicht auskühlen lassen und in warmem Zustand abseihen, Kräuter ausdrücken. In die lauwarme Flüssigkeit Zucker einrühren, bis er sich gelöst hat, dann die Hefe zusetzen und die Flüssigkeit 8 Stunden warm halten. Bevor nun das Weinsteinpulver - findet man im Supermarkt größtenteils neben dem Backpulver - eingerührt wird, den Schaum abschöpfen. Hiernach das Bier in fest verschließbare Bügelflaschen füllen und vor dem Genuss ein paar Tage kühl lagern.

Weiße Taubnessel (Lamium album)

In der Nachbarschaft der Brennnessel hält sich gern die Weiße Taubnessel auf. Mitunter stehen beide zwillingsschwestergleichen Pflanzen Horst an Horst. Doch welche ist welche? Die Frage ist auch ohne Berührung leicht zu beantworten: die Taubnessel ist die Pflanze mit dem kantigen Stängel. Der Brennnessel-Stängel ist rundlich und zerfurcht. Auch Brennhaare sind der Taubnessel fremd, dafür bildet sie einen Kranz weißer Blüten. Ausgezeichnet sind ihr Gesundheits- und Speisewert. Medizinisch werden die weißen Blüten verwendet. Sie wirken entzündungshemmend. Wer sie ernten mag, pflückt den Blütenkelch und trocknet die Droge. Auf eine Tasse kochendes Wasser kommt ein Kaffeelöffel getrocknete Blüten.

Nicht so mühselig ist die Ernte für die Verwendung in der Küche. Hierfür werden die Pflanzen in einer Höhe von etwa 10 - 15 cm mit einem Messer abgetrennt. Das zarte Grün schmeckt am besten, wenn es zusammen mit einer gewürfelten Zwiebel in Butter gedünstet wird.

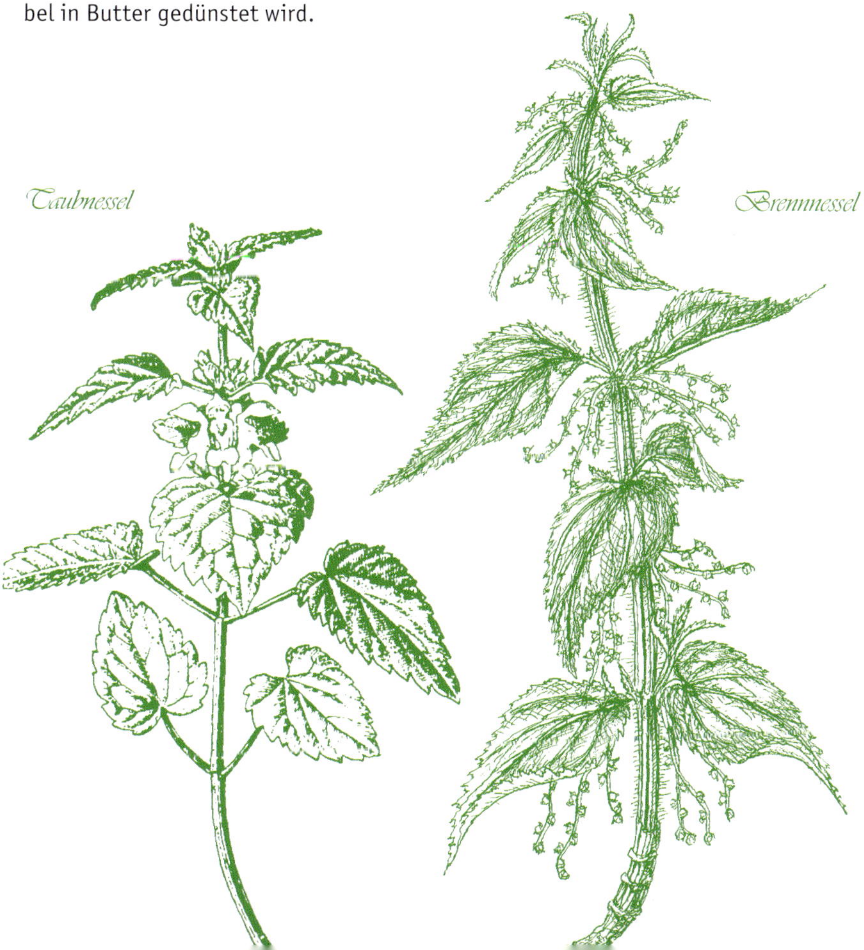

Vogelmiere (Stellaria media)

Links von der Taubnessel, im Schatten einer alten Weide, liegt auf dem Boden ein hellgrünes Blätterpolster, gleich einer Einladung zum Verweilen. Die zahlreichen Blätter sind nicht sonderlich groß und ein wenig gestielt, der Stängel ist von rundlicher Form. Zu seiner Spitze zu sind die Blätter ziemlich klein und werden nach vorne immer kleiner. Dort, ganz am Ende erscheinen auch bald die winzigen weißen Blüten. Vogelliebhabern könnte diese Pflanze gut bekannt sein, Kanarienvogel und Wellensittich mögen das zarte Grün. Vogelmiere lautet wahrscheinlich auch deshalb der Name dieser Pflanze, die heute gern und zu Unrecht als lästiges Unkraut angesehen wird. Im Mittelalter wurde Vogelmiere als Heilpflanze hoch geschätzt. So langsam kehrt sie nun wieder zum alten Status zurück. Experten wissen, dass die einmalige Zusammensetzung seltener Inhaltsstoffe diese unscheinbare Pflanze auch heute für den Menschen interessant macht. Verschiedene Hautprobleme, sogar Krätze oder Schuppenflechte, auch Hämorrhoiden können mit ihrer Hilfe geheilt werden. Wobei neben Tee und Rohverzehr besser eine Salbe aus Schmalz bereitet wird.

Die Zubereitung der **Vogelmiere-Salbe** ist nicht kompliziert:
Frisches, grob zerkleinertes Kraut wird in ungesalzenem Schmalz 10 Minuten gesiedet und in ein sauberes Gefäß gefüllt. Bei Bedarf auf die betreffenden Partien auftragen.

Doch auch ein **Vogelmiere-Bad** kann gestresste Haut beim Regenerieren unterstützen. Hierfür wird frische Vogelmiere in einen mittelgroßen Topf gefüllt, mit kaltem Wasser angesetzt und zum Kochen gebracht. Nach 10 Minuten kann der Tee einem Vollbad zugefügt werden. Die empfohlene Dosis liegt bei mindestens 3 Bädern in der Woche.

Auch in der Küche überzeugt der einmalige Geschmack; Vogelmiere ähnelt zartem Mais. Der Genuss versorgt den Körper mit seltenen Mineralstoffen und Spurenelementen. Am besten kommt Vogelmiere in einem gemischten Salat zur Geltung. Doch hier bitte nur die zarten Spitzen abzupfen; Vogelmierestängel können ziemlich holzig sein. Und wer dieser Pflanze einen Platz auf seiner Fensterbank zuteil werden lässt, wird überrascht sein, mit welcher Ausdauer sie ständig neue Blätter treibt. Vogelmiere steht gern im Halbschatten.

Giersch (Aegopodium podagraria)

Das ist auch das Reich des Giersch. Überall an schattigen Plätzen, etwa entlang der Heckensäume, Mauern oder unter Bäumen, ist Giersch anzutreffen; Gartenbesitzer stöhnen, hat diese Pflanze erst einmal Fuß gefasst! Sie wissen: Ausreißen verspricht kaum Erfolg, da jedes noch so kleine, nicht aufgesammelte Wurzelstück munter wieder austreibt. Die einzige Methode kann das Aufessen sein...

Giersch ist ein beliebtes Würzkraut und zudem ein imposantes Gemüse. Allerdings gelten auch bei dieser Pflanze nur die jungen, zarten Blätter als Delikatesse. Das Besondere: Der Verzehr ist sehr gesund und besonders Personen zu empfehlen, die unter rheumatischen Beschwerden zu leiden haben. Der lateinische Name *Aegopodium podagraria* verweist eindeutig auf diese Heilwirkung – „Podagra" bedeutet Gicht.

Giersch

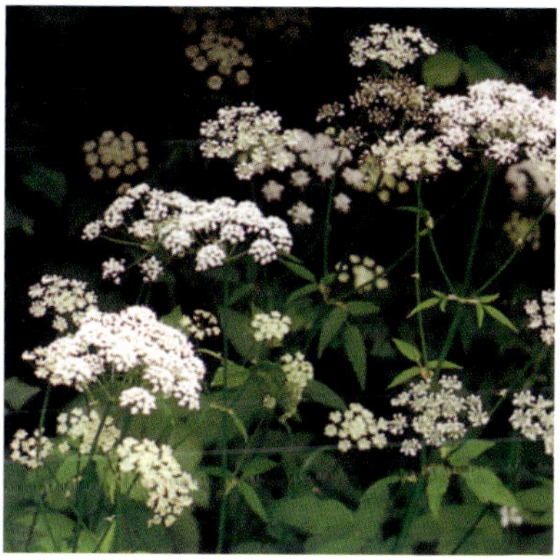

Äußerlich können mit „Gichtkraut" Bäder durchgeführt werden oder es werden Kompressen auf die betreffenden Partien aufgelegt. Innerlich unterstützt ein Giersch-Tee die Behandlung. Hierfür wird 1 EL getrocknete und zerkleinerte Droge mit 1/4 l kochendem Wasser aufgebrüht. Der Tee sollte vor dem Genuss 20 Minuten ziehen, dann wird abgeseiht. Täglich sollten bei Bedarf 3-4 Tassen vor den Mahlzeiten getrunken werden.

Bei der Verwendung in der Küche überzeugt die Pflanze durch vielfältige Möglichkeiten: Mit Giersch kann gewürzt und verfeinert werden, er kann als Ingredienz eines Kräutersalzes dienen, einer Limonade oder Bowle unnachahmlichen Geschmack verleihen oder als Gemüse brillieren. Zusammen mit Brennnesseln ergibt diese Pflanze eine hervorragende und überdies gesunde Suppe.

Schachtelhalm / Zinnkraut (Equisetum arvense)

Im Halbschatten hält sich auch der Schachtelhalm gern auf, obwohl er ebenso oft entlang chemisch stark belasteter landwirtschaftlicher Nutzflächen gedeiht. Dort sollte er auf keinen Fall gesammelt werden! Im Mittelalter rege in Gebrauch, geriet die Heilpflanze lange Zeit beinah in Vergessenheit. Pfarrer Kneipp schließlich erklärte: „Einzig, unersetzbar und unschätzbar" bei Blutungen, Blasenbeschwerden, Stein- oder Griesleiden. Doch auch bei „faulenden Wunden, krebsartigen Geschwüren und nicht heilenden offenen Beinen dient Zinnkraut in außerordentlicher Weise. Es wäscht aus, löst auf, brennt gleichsam das Schadhafte weg. Oft hüllt man das Kraut in nasse Tücher und legt sie auf die leidende Stelle."

So viel zu den Empfehlungen Kräuterpfarrer Kneipps. Aus eigener Erfahrung weiß ich: Bei **Blasenentzündungen** gibt es nichts Wohltuenderes, als den Dampf einer Schachtelhalmabkochung wirken zu lassen! Bei Problemen der Haut, besonders **Ekzemen**, **Geschwüren** und **Flechten**, können verblüffende Heilerfolge durch eine Schachtelhalmbehandlung erzielt werden. Da die Pflanze einen hohen Mineralstoffgehalt und einen sehr hohen Kieselsäuregehalt aufweist, empfiehlt sich der tägliche Genuss eines Tees. Nach längerer Anwendung sind gesundes volles Haar und feste Fingernägel das erfreuliche Ergebnis, außerdem wird das Bindegewebe optimal mit Kieselsäure versorgt.

Der **Schachtelhalm-Tee** ist einfach in der Zubereitung:
2 Hand voll getrocknete und zerkleinerte Droge
werden 1/2 Stunde in 1 l Wasser gekocht.
Dann eine Weile ziehen lassen und durchseihen.
Wenn keine Beschwerden vorliegen,
reichen 2 Tassen täglich zur Versorgung
des Körpers aus.

Gesammelt wird der Schachtelhalm von Juli bis Ende September und im Schatten getrocknet.

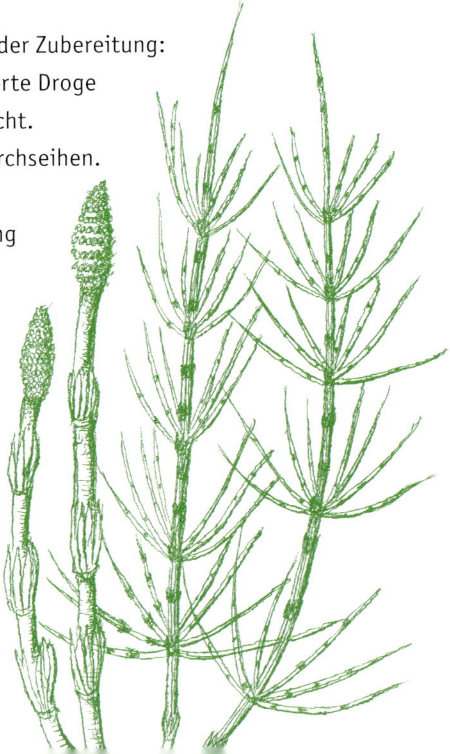

Schachtelhalm

Löwenzahn (Taraxacum officinale)

Wenn die ersten Blüten des Löwenzahns erscheinen, ist es an der Zeit, das gesunde Grün zu ernten. Nach der Blüte wird es nicht nur zäh, sondern auch sehr bitter sein! Übrigens: Der Löwenzahn war vor 300 Jahren eine Kulturpflanze. Goethe selbst zog ihn in seinem Garten.

Der Reichtum an Wirkstoffen macht die Pflanze zu einem wahrhaft wertvollen Heilkraut, das unter anderem wegen seiner stark entwässernden Eigenschaft angewendet wird. Der Verzehr der Pflanze soll Alterserscheinungen wie **Gicht**, **Rheumatismus** und bestimmten Formen des **Diabetes** entgegenwirken. Da der bittere Geschmack aber angenehm ist, kann von Medizin im eigentlichen Sinn keine Rede sein. Ob roh oder gedünstet, ob Blätter oder Blüten, Wurzeln oder Blütenknospen – jeder Pflanzenteil ist verwendbar und jeder Teil schmeckt unvergleichlich gut.

Die Blätter können zu Salat oder Gemüse verwendet werden sowie als Frischsaftlieferant in den Rohentsafter wandern. In Algerien übrigens sind die Blätter Bestandteil des algerischen Honigkuchens „yubba“, in Süddeutschland isst man den Löwenzahn gern mit ausgelassenem Speck. Und schließlich: In dem Land des ungezügelten Löwenzahnkonsums, Frankreich, wird der Löwenzahn auch gebleicht kultiviert; hier sind die Stängel weiß und die Blätter goldgelb.

Aus den Blüten kann man einen sehr guten Sirup oder ein Gelee bereiten oder einen ebenso guten Magenbitter ansetzen.

Magenbitter

Zutaten: 0,7 l Weizenbrand oder Klarer, weißer Kandiszucker nach Geschmack, voll aufgeblühte Löwenzahnblüten, eventuell Nelken, Zimtstange

Zubereitung: Bei Sonnenschein gepflückte Löwenzahnblüten werden locker in eine 1 Liter-Flasche gefüllt, auf deren Boden Kandiszucker (nach Geschmack!) liegt. Hierauf wird ein Weizenbrand nicht unter 38% gegossen. Der „Aufgesetzte“ bleibt im warmen Zimmer, am besten in Ofennähe oder am sonnigen Fenster sechs Wochen lang stehen. Nach der Ruhepause wird durchgeseiht. Bei Völlegefühl oder Verdauungsbeschwerden 1 EL einnehmen.

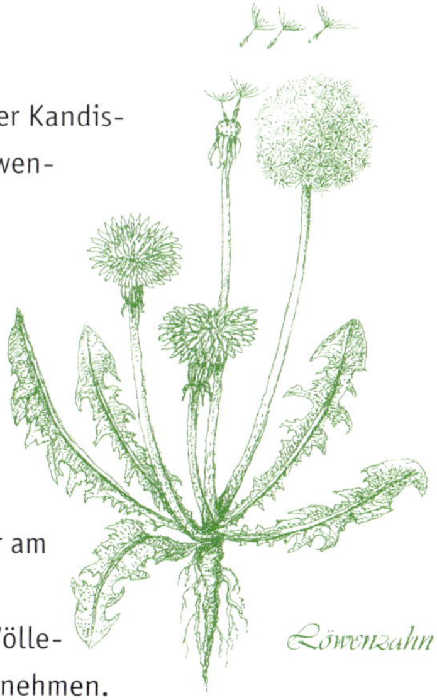

Veilchen (Viola odorata)

Im Schatten haben Veilchen Quartier bezogen. An dem Platz, an dem sie sich ungestört ausbreiten können, bilden die kleinen Pflanzen mitunter einen wahren Teppich. Der Duft, der von ihm aufsteigt, verrät dann meistens schon die Existenz über viele Meter. Veilchen können eine gute Medizin oder eine schmackhafte Salatingredienz ergeben.

Früher galt das Veilchen als Symbol für Demut, Reinheit, Unschuld, war Synonym für das Paradies, den Frühling, die Hoffnung und die Fruchtbarkeit. Schon Napoleon Bonaparte ließ das Veilchen sprechen: Der Korse schickte seiner kinderlosen Gemahlin Josephine jedes Jahr zum Hochzeitstag ein Veilchenbukett. Nach seiner Niederlage wurde die Blume zum Emblem der Bonapartisten, das „Napoleonveilchen" war geboren. Selbst harmlose Bürger, die dem Veilchen in ihrem Garten einen Platz zugewiesen hatten, mussten mit halsbrecherischen – Frankreich guillotinierte en gros Widerständler – Strafen rechnen.

Einer alten Sage nach verbirgt sich eine Nymphe hinter dieser zarten Blume. Diese harrte regungslos neun Tage fastend und nur vom morgendlichen Tau ein wenig erfrischt ihrem göttlichen Geliebten entgegen. Der wollte allerdings nichts mehr von ihr wissen. Und so saß sie, wie gesagt: regungslos. Ihre Glieder sollen während dieser Zeit mit dem Boden verwachsen sein, und Blumen, dem Veilchen sehr ähnlich, bedecken ihr Gesicht.

Viel erfreulicher mutet dann doch die griechische Sage um das Veilchen an. Sie erzählt von der holden Frühlingsgöttin Persephone, die, um die Fluren neu zu beleben, jedes Jahr aus der Unterwelt emporsteigt. Unter ihren Schritten, so will es die Überlieferung, blühen Veilchen in Mengen auf, lieblich, wie der Morgen duftend.

In den deutschen Sagen ist das Veilchen, wie viele andere Frühlingsblumen auch, eine Wunderblume, die auf verborgene Schätze hinweisen kann. Der sie findet, dem öffnen Zwerge Höhlen in den Bergen, in denen Reichtümer nur auf ihre Entdeckung warten sollen.

Apropos Wunderblume: Aus der Feder der Hildegard von Bingen gibt es ein Rezept für eine heilkräftige Salbe mit Veilchensaft gegen Schmerzen.

Sebastian Kneipp hat das Veilchen ebenfalls als Heilpflanze gepriesen. Er empfiehlt einen **Veilchen-Tee** gegen Husten. Hierfür muss das blühende Kraut (Blätter und Blüten) geerntet und an einem luftigen, schattigen Ort getrocknet werden.

Auf 1 Tasse kochendes Wasser wird 1 EL getrocknete Droge gegeben. Der Tee sollte vor dem Genuss 10 Minuten ziehen.
Nur die Blüten schließlich gesammelt und verarbeitet, ergeben einen Sirup, der bei **Schlafstörungen**, **Husten**, **Herzklopfen** genommen werden kann.

Veilchenblüten-Sirup

Zutaten: 6 – 8 Hand voll Veilchenblüten, am Morgen gepflückt, 1 l kaltes Wasser, 1 kg Zucker

Zubereitung: 2 Hand voll Blüten werden in ein verschließbares Gefäß gefüllt und mit kochendem Wasser übergossen. Nach 24 Stunden die Blüten ausdrücken, das Veilchenwasser erneut erhitzen und abermals über 2 Hände voll frische Blüten geben. Nach 24 Stunden wird die Blütenmasse abermals ausgedrückt. Dieser Vorgang sollte wenigstens noch zweimal wiederholt werden.

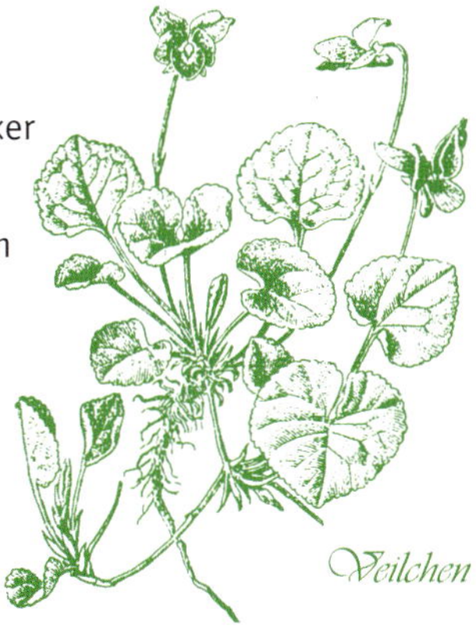

Veilchen

Dann das Veilchenwasser abseihen, mit Zucker oder Honig versetzen und bei schwacher Hitze langsam ein wenig einkochen, bis eine sirupähnliche Konsistenz erreicht ist. Bei Bedarf nimmt man vor den Mahlzeiten 1 TL Veilchenblütensirup.

Auch in der Küche ist das Veilchen ein Gewinn und man wird für die Mühe der Ernte reich belohnt. Mit seinen dekorativen Blüten lassen sich nicht nur Salate zu Kunstwerken erheben, sondern auch Torten garnieren. Hierfür sollten die Blüten allerdings kandiert werden.
Wesentlich unproblematischer ist hingegen die Bereitung eines **Veilchen-Essigs**. Hier werden einfach in eine Flasche 2 - 3 Hand voll frische Veilchenblüten getan und dann mit gutem Essig versetzt. Nach 3 bis 4 Wochen ist der Essig gebrauchsfertig und kann filtriert werden – dieser Essig bekommt ein sagenhaftes Aroma.
Auch Alkohol gewinnt einen wundersamen Geschmack (vom Duft ganz zu schweigen) und eine ungewohnte Farbgebung, wenn man eine Flasche Klaren mit den Blüten versetzt hat. Auch hier sollte eine Mazerationszeit von etwa 4 Wochen eingehalten werden. Um allerdings die blauviolette Farbe nicht durch Zuckerzugaben zu trüben, sollte der Klare, wenn aus ihm denn ein **Veilchen-Likör** werden soll, ausschließlich mit weißem Kandis versetzt werden.

Gänseblümchen (Bellis perennis)

Mühsam ist auch die Ernte des Gänseblümchens, das zu allem Übel sehr verstreut auf den Wiesen und Weiden wächst und noch kleinere Blattrosetten als der beliebte Feldsalat bildet. In der Volksmedizin wurde die Pflanze bei **Erkältungskrankheiten** der Luftwege und Bronchien als ausscheidungsförderndes Mittel genommen. **Gänseblümchen-Öl** hingegen wird eine hohe Wirksamkeit bei **Blutergüssen** und **Quetschungen** nachgesagt. Bei derartigen Verletzungen wird das Öl leicht auf die betreffende Stelle aufgetragen. Erstaunlich, wie schnell die Heilung einsetzt. Die Zubereitung ist sehr einfach.

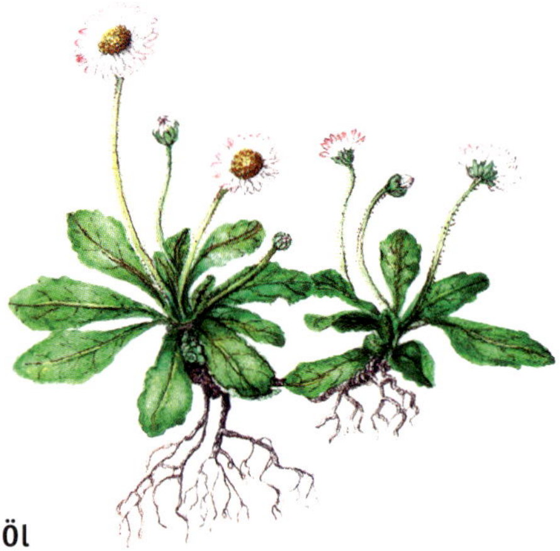

Gänseblümchen

Gänseblümchen-Öl

Hierfür werden Blüten und Blätter in ein Glas gegeben und mit einem guten Öl übergossen. Nach vierwöchiger Ruhepause wird filtriert, das Kraut wird von Hand ausgepresst. Das Gänseblümchen-Öl kann verwendet werden.

Übrigens: Alle Heilöle sollten nach dem Filtrieren dunkel und kühl gelagert werden! So werden sie nicht so schnell ranzig. Die Gefäße sind nach dem Gebrauch wieder fest zu verschließen.

Da Gänseblümchen fast das ganze Jahr über zu sammeln sind, können sie mit in einen gemischten Salat gegeben werden.

ACHTUNG: Gänseblümchen regen den Stoffwechsel stark an! **Schwangere** sollten gänzlich auf den Verzehr verzichten, da der kleinen Pflanze zudem eine fehlgeburtsfördernde Wirkung nachgesagt wird.

Die Blütenknospen in Essig und Salz eingelegt ergeben vorzügliche Kapern.

Gänseblümchenknospen-Kapern

Zutaten: Viel Zeit zum Knospensammeln, Wasser, Salz, Essig

Zubereitung: Die gereinigten und abgetropften Knospen werden in kräftigem Salzwasser aufgekocht, anschließend das Salzwasser abgießen, die Knospen zum Abtropfen in einen Durchschlag oder in ein Sieb geben. Fast trocken in ein kleines Steingutgefäß schichten und mit kochendem Essig übergießen. Nach vier Tagen werden die Knospen in diesem Essig noch einmal kurz aufgekocht, nach dem Erkalten wird das Gefäß verschlossen.

TIPP: Mit den Knospen des Löwenzahns können nach dem selben Rezept ebenfalls falsche Kapern bereitet werden.

Schwarzer Holunder (Sambucus nigra)

Viele Sagen ranken sich um den Holunder, der bei den Germanen heilig war. Der Strauch war die Verbindung der Lebenden in das Reich der Toten. So war eine Bestattung ohne Holunder undenkbar: Der Leichnam wurde mit einem Holunderstab vom Schreiner vermessen, der Leichenkutscher trieb mit einer Holunderrute das Gespann an und auch auf die Gräber kam ein aus Holunderruten geflochtenes Kreuz; so es wieder ausschlug, ward der Verstorbene selig, bis in alle Ewigkeit...

Auch im Volksglauben spielt der Holunder eine übergeordnete Rolle. Der Strauch durfte früher auf keinem Grundstück fehlen, da er als die Herberge des guten Haus- und Hofgeistes angesehen wurde. Jener Hausgeist stand den Kindern bei, beschützte das Vieh und half den Frauen in Kindsnöten. Ein Holunderstrauch am Haus oder am Stall bedeutete aber auch, dass die Berührung seiner Zweige die Gebäude segnete und Haus und Hof vor Feuersbrunst und Blitzschlag schützte.

Da sich nebenbei auch noch exakt vier Wochen vor der Getreideernte die Blütendolden öffnen, galt er zudem als sicherer Wetterprophet.

Achtung: Obwohl sich im Schatten eines Holunderstrauches weder Fliegen noch Mücken aufhalten, sollte nicht darunter geschlafen werden. Auch sollten keine blühenden Zweige in Räumen aufgestellt werden, in denen geschlafen wird. Im günstigsten Fall können Kopfschmerzen daraus resultieren. Will man alten Überlieferungen Glauben schenken, kann ein Schlaf unter dem blühenden Holunder mit heftigen Alpträumen verbunden sein oder gar tödlich enden! Allerdings ändert

dieser Umstand nichts daran, dass der Holunder einer lebenden Apotheke gleichkommt. Ein altes Sprichwort lautet: „Rinde, Beere, Blatt und Blüte,
Jeder Teil ist Kraft und Güte,
Jeder segensvoll."

Die Pflanzenteile weisen ganz unterschiedliche Wirkungen auf. Die Rinde wird bei **Wasseransammlungen** verwendet, die Blätter können zur **Stuhlförderung** und zur **Entspannung** genutzt werden, die Blüten sind als **schweißtreibendes Mittel** zu verwenden und die Beeren werden ebenfalls zur **Stuhlförderung** genutzt.
Gesammelt werden Rinde und Blätter von Frühjahr bis zum Sommer, die Blüten zur oder kurz vor der Blühzeit und die Früchte im Herbst, wenn sie tiefschwarz und reif sind. Die Rinde in der Sonne trocknen und in gut verschließbaren Gefäßen verwahren, die Blätter im Schatten trocknen. Die Blüten möglichst rasch im Schatten trocknen. Sie sollten dabei schön hell in der Farbgebung bleiben. Dann werden sie von den anhaftenden Doldenresten befreit, weil als Droge nur die kleinen Blüten verwendet werden. Auch sie werden in fest verschließbaren Gefäßen aufbewahrt.

Die Beeren, die ebenfalls abführend wirken, lassen sich hervorragend im nur mäßig erwärmten Backofen trocknen. Bei Bedarf kann aus der Droge dann ein Holunderbeeren-Tee bereitet werden.

Holunderbeeren-Tee
2 EL getrocknete Droge 1/4 Stunde mit 1/4 l Wasser bei mäßiger Wärmezufuhr köcheln. Täglich 2 Tassen trinken. Soll jedoch die Wasserausscheidung angeregt werden, so wird eine **Holunderrinde-Abkochung** angewandt.

Holunderrinde-Abkochung
Es werden 2 Hand voll getrocknete und zerkleinerte Rinde solange in 1 1/2 l Wasser gekocht, bis dieses auf etwa 1 l eingekocht ist. Je nach Bedarf mehrmals täglich 1 Tasse trinken.

Holunderblüten-Tee
Wirkt bei Bronchitis und Fieber. Für einen Tee werden 2 Hand voll getrocknete Blüten mit 1 l kochendem Wasser überbrüht. Nach 1/2 Stunde ist der Tee genussfertig.

Doch auch in der Küche kann der Holunder einiges leisten. Hier werden vor allen Dingen die Blüten und die reifen Beeren verwendet. Die Blüten schmecken in einem Ausbackteig oder ergeben ein vorzügliches Gelee, aber auch leckere und sehr erfrischende Getränke, z.B. den legendären Holunderblütensekt. Auch die Beeren lassen sich zu Saft und Gelee verarbeiten.
Vorsicht: Wegen des leicht giftigen Sambunigringehaltes sollten Saft und Beeren vor dem Verzehr abgekocht werden.

Übrigens: Die Verwendungsmöglichkeiten entsprechen denen anderen Beerenobstes, allerdings sollten die Holunderbeeren wegen der vielen kleinen Kerne passiert werden. Das Aroma der Blüten kann man konservieren und einen Sirup bereiten, der sich sehr lange hält.

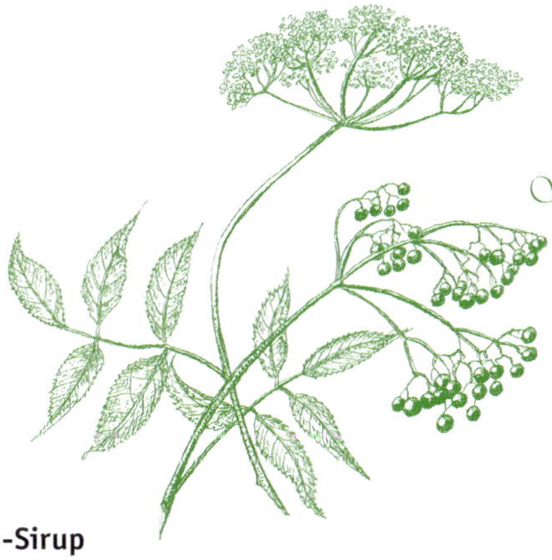

Schwarzer Holunder

Holunderblüten-Sirup

Zutaten: 30 Holunderblütendolden, 1 l abgekochtes, erkaltetes Wasser, 2 TL Zitronensaft, 2 kg Zucker

Zubereitung: Die Blüten in ein weites Gefäß geben und mit Wasser und dem Zitronensaft versetzen. Dann mit einem Teller die Blüten bedecken und mit einem Gewicht (Stein) versehen. Der so vorbereitete Sirupansatz muss 48 Stunden in einem kühlen Raum ruhen. Danach werden die Blüten ausgedrückt und die verbliebene Flüssigkeit wird filtriert, am besten durch ein Tuch. Zum Schluss wird der Zucker zugegeben und mit einem Mixer solange eingerührt, bis er sich vollkommen gelöst hat.
Wegen des hohen Zuckergehaltes hält sich der schmackhafte Sirup sehr lange. Er ist in der Verwendung sehr sparsam und kann mit Mineralwasser versetzt oder im Tee getrunken werden.

Frauenmantel (Alchemilla vulgaris xanthochlora)

Unweit des Hollerbuschs hat der „Freund der Frau“, der **Frauenmantel**, am Wegesrand eine beachtliche Staude gebildet. Man erkennt ihn morgens gut an den vielen Tropfen, die wie Perlen auf den Blättern liegen. Die Ernte des Krautes findet im Sommer kurz vor der eigentlichen Blüte statt. Getrocknet wird im Schatten.

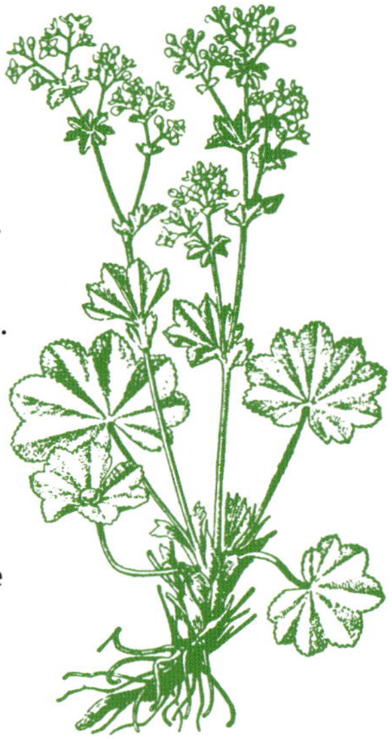

Frauenmantel

Für einen **Frauenmantel-Tee** wird 1 Hand voll getrocknetes und zerkleinertes Kraut mit 1/2 l kochendem Wasser überbrüht. Nach 1/2 Stunde kann der Tee gesiebt und genossen werden. Die empfohlene Tagesdosis liegt bei 3 Tassen täglich. Mit diesem Tee können auch Waschungen durchgeführt werden.

Übrigens: Frauenmantel-Tee wirkt sich besonders günstig bei Krampfadern aus. Dann sollte die betreffende Partie aber täglich damit gewaschen werden.

Die Pflanze galt als Zauberkraut, was der lateinische Name *„Alchemilla“* ohnehin schon verrät. Im altdeutschen hieß der Frauenmantel Sinnau (setzt sich aus den beiden altdeutschen Wörtern sin = ewiges und au = Wasser zusammen). Die Alchemisten haben viele hundert Jahre vergeblich versucht, aus diesem Wasser den Stein der Weisen zu bereiten.

Dass ein Tee aus dem Kraut der Pflanze – obwohl die Wissenschaftler keine Inhaltsstoffe, die eine solche Wirkung begünstigen, nachweisen konnten – bei vielen **Frauenleiden** rasche Besserung bringt, ist seit alters bekannt. Leider wurde diese positive Wirkung im Lauf der Zeit vergessen.

Eine innerliche Anwendung empfiehlt sich bei Problemen mit der Periode, in den Wechseljahren, bei Weißfluss oder Durchfall. Äußerlich kann bei Problemen der Vagina (besonders starkem Juckreiz) eine Waschung mit **Frauenmantel-Tee** manche Beschwerden mindern oder heilen.

Schafgarbe (Achillea millefolium)

Ganz andere Wirkung versprachen sich die Menschen des Mittelalters von der Schafgarbe, die als Tee im Übermaß getrunken wurde, als der schwarze Tod, die Pest, umging. Ein alter Spruch besagt: Schafgarbe im Leib tut wohl jedem Weib. Was immer sich auch dahinter verbirgt: Schafgarbe hilft gegen manches, nicht alles. Manchem **Frauenleiden** soll ein reger Genuss vorbeugen. Da sie die Blutzirkulation anregt, leistet Schafgarbe als Tee gute Dienste bei **Venenschwäche** und **Krampfadern**. Auch bei **Rückenschmerzen**, besonders wenn sie aus Überanstrengung resultieren, kann ein Teegenuss hilfreich sein. Auch **Appetitmangel**, **Bauchweh** und **Durchfall** sind mit dem Tee zu kurieren. Doch auch in der Kosmetik ist die Schafgarbe ein Hit. Als Waschung macht Schafgarben-Tee die Haut schön, dass sie gesund aussieht und jugendlich und glatt.

Schafgarben wachsen überall auf Wiesen und Weiden und entlang der Feldwege oder auf Brachflächen. Das grüne Kraut kann wie Petersilie verwendet werden. Von medizinischer Bedeutung sind aber die Blüten. Sobald die Doldenblüte sich entfaltet hat, kann sie bei trockenem Wetter geerntet und an einem schattigen, luftigen Ort getrocknet werden. Da die Stängel der Schafgarbe sehr drahtig sind, sollte die Ernte mit einem Messer oder einer Schere durchgeführt werden.

Mit dem Blühbeginn der Schafgarbe füllt sich nun vollends die Vorratskammer der Natur. – Jetzt beginnt die Hauptkräuterzeit!

Schafgarbe

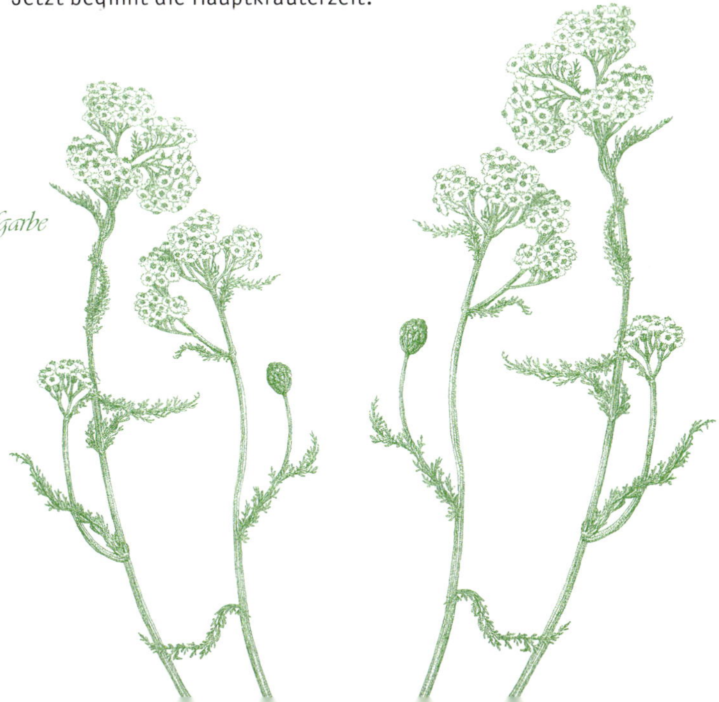

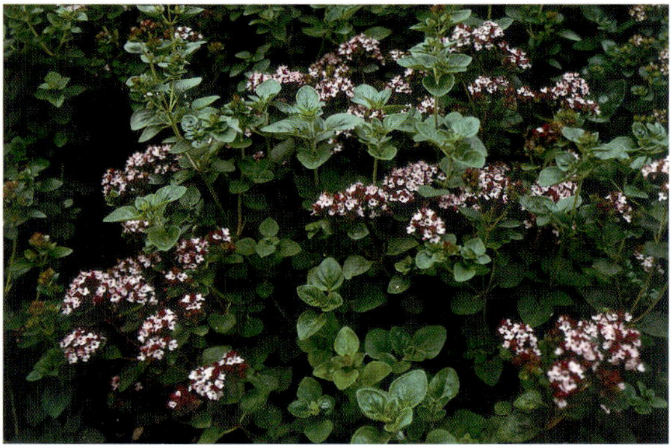

Dost

Dost (Origanum vulgare)

Gleich massig anzutreffen ist der Dost. Er liebt einen sonnigen, trockenen Standort, an dem er wahre Polster bilden kann, die eine Höhe von einem knappen halben Meter (während der Blüte) erreichen können. Allerdings leidet die Blätterpracht unter der Blüte, sie werden gelblich, sterben teilweise in den unteren Achsen ab und werden obendrein mit zunehmenden Alter von kleinen Tieren zerfressen; ein Lochmuster bildet sich. Die Blätter des Dost sind eiförmig, hell- bis dunkelgrün und mit weichen hellgrauen Haaren überzogen. Wird ein Blatt zwischen den Fingern zerrieben, strömt ein stark aromatischer Duft nach Majoran gemischt mit einer Prise Pfefferminze aus. Der Dost, auch Wilder Majoran oder Wohlgemut genannt, soll nach altem Volksglauben leicht ums Herz machen und glücklich auch und vor Bösem schützen.

Gesammelt wird das blühende Kraut für Tee oder vor der Blüte als Würze. Solch ein Tee empfiehlt sich bei **Blähungen**, **Bronchialkatarrh**, **Stockschnupfen** oder **Menstruationsbeschwerden**. Eine amerikanische Studie hat jüngst ergeben, dass der Dost bemerkenswerte Aktivitäten gegen Bakterien entwickelt. Als Hauptwirkstoff wird an dieser Stelle das Carvacrol genannt, das in einer medizinisch interessanten Menge nur im Dost vorkommt.

In der Küche wird das Kraut schon lange – denken wir an Italien – verwendet, deshalb passt er zu allem, was mit dieser Esskultur zu tun hat. Aber auch in herzhaften Backwaren, als Ingredienz im Kräuterquark oder gebrüht im Tee wird das vielgebrauchte Gewürz den skeptischen Gaumen überzeugen. Auf der Fensterbank oder im Kübel auf dem Balkon verlangt die dekorative Pflanze nach Sonne!

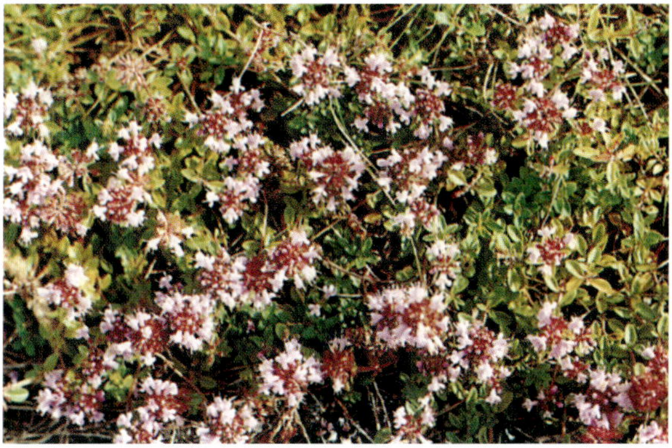

Quendel

Quendel (Thymus serpyllum)

Ebenfalls in der prallen Sonne auf trocknen kalkigen Böden kann man den unscheinbaren Quendel antreffen; Quendel wächst gern auf alten Ameisenhaufen, die mit den Jahren ein stattliches Ausmaß erreicht haben. Hier sitzt er im wahrsten Sinne des Wortes wie eine dunkelgrüne anmutige Krone, die sich im Spätsommer mit rosa bis blass violetten Blüten schmückt. Die zarten Blattstängel erweisen sich bei einer Reißprobe als sehr fest, beinah drahtig. Die kleinen ovalen Blätter geben beim Zerreiben einen sehr intensiven Duft frei. Allein diese Eigenart wird ihm zu seinem wohlklingenden und vielversprechenden Namen „Unser lieben Frauen Bettstroh" verholfen haben, legte man ihn doch früher in das Lager Gebärender, um die Geburt zu erleichtern.

Im Altertum war der Feldthymian, wie der Quendel auch genannt wird, wohl wegen des betörend aromatischen Duftes der Aphrodite heilig. Er wurde ihr zusammen mit Rosen als Opfer dargebracht. Außerdem war er, neben Petersilie, Lavendel und Majoran, ein Vorbeugemittel gegen die Empfängnis. Der Duft soll dem Hirn zuträglich sein, ein **Quendelkranz** auf das Haupt gelegt soll **Kopfschmerzen** vertreiben.

Kopfschmerzen ganz anderer Art haben manchmal die Geflügelhalter, wenn beispielsweise die Gans vom Nest geht, ehe so ein künftiger Weihnachtsbraten aus dem Ei geschlüpft ist. Auch ihnen kann geholfen werden, wenn sie Quendelzweige unter das brütende Geflügel legen.

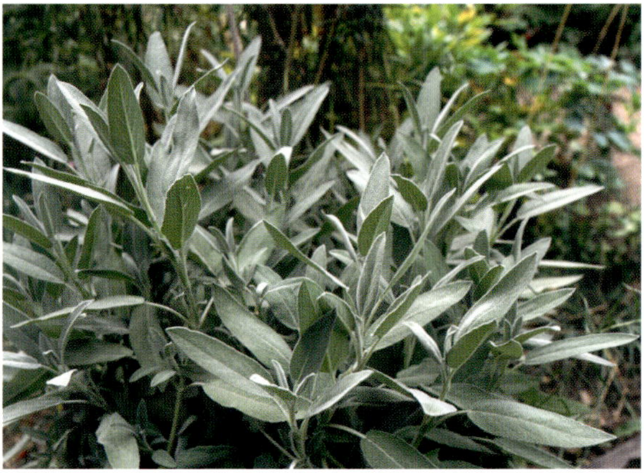

Salbei

Salbei (Salvia officinalis)

Nicht unter die brütende Gans, sondern an ihren brutzelnden Braten können ein paar Blätter des Salbei gegeben werden. Salbei ist der König unter den Kräutern, sogar die Chinesen priesen ihn und schüttelten belustigt den Kopf, dass Menschen, die solch eine der Gesundheit zuträgliche Pflanze in ihren Breiten besäßen, teuren Tee importieren würden. Sie sollen sogar einmal zwei Stiegen ihres Tees gegen nur eine Stiege mit Salbei getauscht haben! Die Geschichte ist voll von Gelehrten, die Salbei medizinische Kräfte zusprachen, die Geschichte ist voll von wahren Wundergeschichten um diese Pflanze.

Erst im Mittelalter ließ das Interesse an der Pflanze nach, obwohl Salbei heute noch in England und Italien das beliebteste Fleischgewürz ist.
Salbei gedeiht auf mageren, trockenen Böden gut, er ist verwildert wie auch im Garten anzutreffen und nicht immer unbedingt winterhart. Der Name leitet sich übrigens aus dem Wort salvare ab, was soviel wie „heilen“ bedeutet.
Salbei sollte in keinem Garten fehlen. Neben den Rosen schützt er vor Mehltau, in der Rabatte macht er den Gang durch den Garten zu einem duftenden Erlebnis. Geerntet werden die Blätter und Blütentriebe von Mai bis in den Spätsommer. Die Trocknung erfolgt im Schatten.

Übrigens: Salbei hilft gegen starkes Schwitzen – als Tee bei Schweißausbrüchen z.B. in den Wechseljahren.

In der Küche ist Salbei ein Künstler. Frische Blätter würzen Kräuterquarkzubereitungen, Fleisch oder den Frühstückstee. Man kann sie auch in Eierkuchenteig ausbacken. Wem das zuviel Arbeit mit den kleinen Blättern ist, der zerkleinere sie und rühre sie der Einfachheit halber in den Teig! Zusammen mit ein paar Spitzen des Lavendels sind sie äußerst delikat. In der Kirche verhindert ein Sträußchen Salbei gemischt mit Lavendel (Altweiberschmeckle) das Einschlafen bei langweiligen Predigten!

Bei **Insektenstichen** wirken frische zerriebene Salbeiblätter fast immer, bei **Zahnfleischproblemen** auch, und bei morgendlichem **Mundgeruch** kann ein Blatt Salbei, nüchtern gekaut, das Problem beseitigen.
Salbeitee kann Altersbeschwerden wie **Vergesslichkeit** oder gar eine Neigung zum **Schlaganfall** mildern, **Nachtschweiß** kann gänzlich verschwinden.
Doch auch der **Kinderwunsch** kann dank der Kraft des Salbeis erfüllt werden; jedenfalls glauben dies die Frauen in Ägypten und in Bosnien. Sie trinken am fünften Tag nach der Periode ein Gläschen frischen, leicht gesalzenen Salbeisaft.
Eine andere Möglichkeit, sich mit Hilfe des Salbeis einen Wunsch zu erfüllen, braucht Fingerspitzengefühl; dieser Wunsch muss auf ein Salbeiblatt geschrieben werden, das Blatt muss unter dem Kopfkissen drei Nächte verbleiben! Wem das gelingt, der erhält Gewissheit darüber, ob dieser Zauber etwas taugt oder nicht...

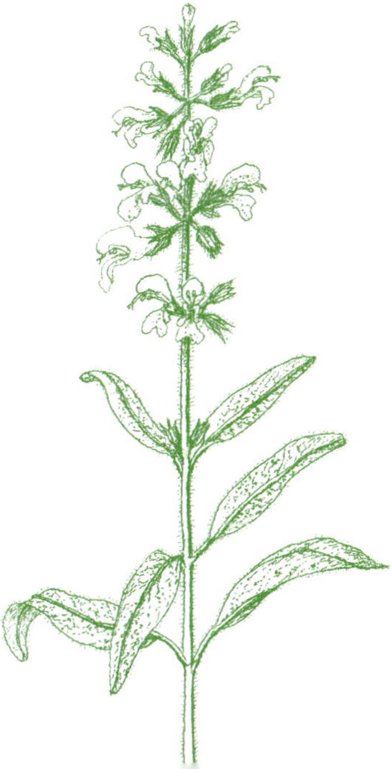

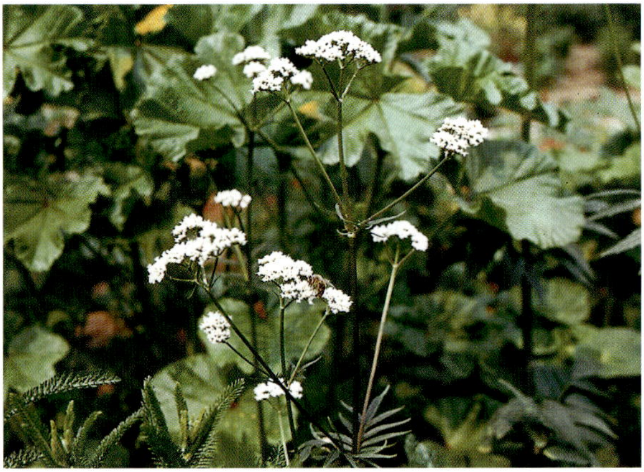

Kümmel

Kümmel (Carum carvi)

Auch der Kümmel zählt zu den Zauberkräutern und wird gern zusammen mit Zwergen und dem Teufel genannt. Was Kümmel mit Zwergen, gar mit Hexen und Teufeln zu tun hat, ist schnell erklärt: Sie mögen ihn alle nicht! Aus diesem Grund gaben früher die Menschen Kümmel an Brot und Käse.

Kümmel ist eine zwei- bzw. mehrjährige Pflanze, die verwildert häufig in der freien Natur anzutreffen ist. Die Ernte der Samen erfolgt, wenn diese sich braun gefärbt haben. Um sie langzeitig haltbar zu machen, sollten die Samen bei geringer Wärmezufuhr im Backofen nachgetrocknet werden. Ein Anbau im Garten ist ebenfalls möglich. Das gefiederte Kraut kann ähnlich der Petersilie in der Küche verwendet werden.

Gegen **Blähungen** und bei **Magenkrämpfen** kann ein Tee aus Kümmelsamen hilfreich sein, außerdem wirkt der Absud **verdauungsfördernd**. Bei **Erkältungs-, Zahn-** oder **Ohrenschmerzen** soll ein Säckchen Kümmel, das mit etwas warmem Wein besprengt und auf die betreffende Stelle aufgelegt wird, rasche Erleichterung bringen. Besserung kann auch der tägliche Genuss von nur zehn Kümmelsamen bei **Vergesslichkeit** bringen.

Kamille (Matricaria chamomilla)

Wer den Kümmel nicht mag, der versuche die Kamille; Kamille ist eine große Heilerin und schwängert mit dem Duft, der von den kleinen weißen Blüten aufsteigt, die Gluthitze mittäglicher Stunden. Allein dieser Duft kann Wohltat bringen. Kamille wirkt nicht nur **entzündungshemmend** und auf den **Verdauungsapparat** beruhigend, regelt nicht nur die **Menstruation** und ist ein mildes **Nervenberuhigungsmittel**, sie heilt selbst **Ohrengeräusche** und **Vergesslichkeit.** Da Kamille gern in Massen auf Brachflächen, an Feldwegen oder Äckern auftritt, kann die Ernte unproblematisch und ergiebig sein. Verwechslungsgefahr besteht lediglich mit der übel riechenden Hundskamille!

Gepflückt werden die weißen Blütenköpfe zur Bereitung eines Tees oder das blühende Kraut für Bäder und Waschungen. Getrocknet wird im Schatten.

Die Droge wird in gut verschließbaren Gefäßen aufbewahrt. Allerdings sollte der Vorrat jährlich neu angelegt werden, da Kamillen nicht lange haltbar sind.

TIPP: Wer auf Kamille mit Schlaflosigkeit oder Erregung reagiert, sollte einen Allergietest durchführen lassen. Es besteht der Verdacht, dass die betroffene Person allergisch auf Korbblütler reagiert.

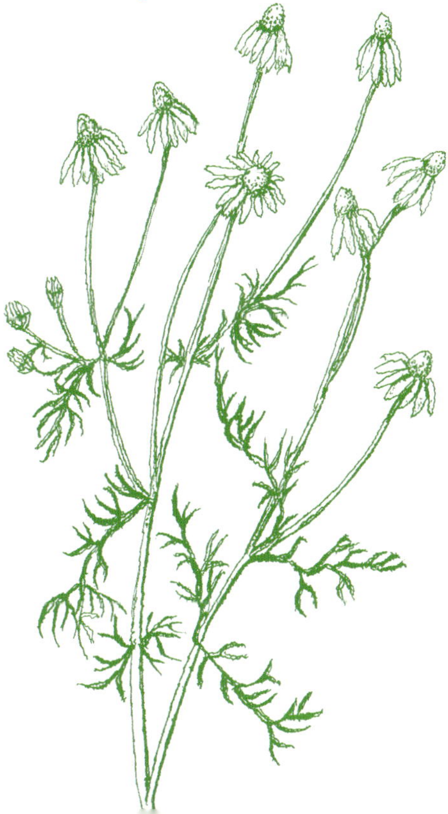

Kamille

Johanniskraut (Hypericum perforatum)

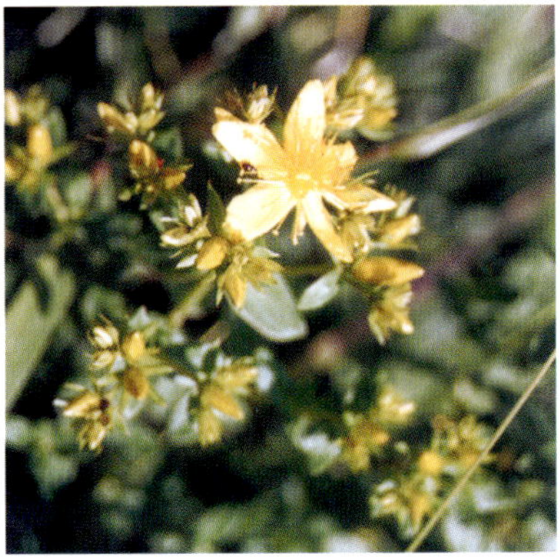

Der Korb ist fast voll. Doch dürfen wir nicht ohne ein Sträußchen Johanniskraut unsere Landpartie beenden. Auch das Johanniskraut hat ein so breites Wirkspektrum, dass es in dieser kurzen Form gar nicht möglich ist, sämtliche Wirkungen aufzuzählen. Am bedeutendsten ist wohl der Einfluss auf das Wohlbefinden. Man sagt, Johanniskraut würde die **Seele** erhellen, es heißt auch, dass alte **Geschwüre** weichen und **Bettnässer** von ihrem Leiden geheilt würden. Doch auch **herzstärkende** und **nierenpflegende** Eigenschaften werden diesem Tee zugeschrieben. Neben dem bewährten Tee ist das Johanniskraut-Öl ein wahrer Heilschatz. Nicht nur bei Verbrennungen und Verbrühungen, sondern auch als belebende Frühjahrskur, zur Rekonvaleszenz oder zur Hautpflege ist dieses Kräuteröl das Naturmittel überhaupt.

Johanniskrautblüten-Öl

Bei vollem Sonnenschein werden die noch nicht voll aufgeblühten Blütenstängel samt Knospen gesammelt, in ein weithalsiges Glas gefüllt und mit einem guten Speiseöl übergossen. Nach einer Ruhepause von 4 Wochen an einem hellen und warmen Ort können die Blüten ausgedrückt und das Öl filtriert werden. Um die Wirksamkeit zu erhöhen, können dann noch einmal Blüten für ebenfalls 4 Wochen in das Öl getan werden. Hiernach ist das Johanniskrautöl blutrot und sehr wirksam. Mit diesem Öl können auch **Magengeschwüre** unterstützend behandelt werden, wenn ein paar Tropfen über einen längeren Zeitraum täglich mit etwas Zucker eingenommen werden.

Gesammelt wird das Kraut kurz vor der Blüte. Da Johanniskraut ebenfalls sehr drahtige Stängel hat, bedarf es auch hier einer Schere oder eines Messers. Getrocknet wird im Schatten, an einem luftigen Ort.

TIPP: Zusammen mit Kamillenblüten ergibt Johanniskraut einen wohlschmeckenden Frühstückstee!

Heilanwendungen

Wenn es im Hals kratzt

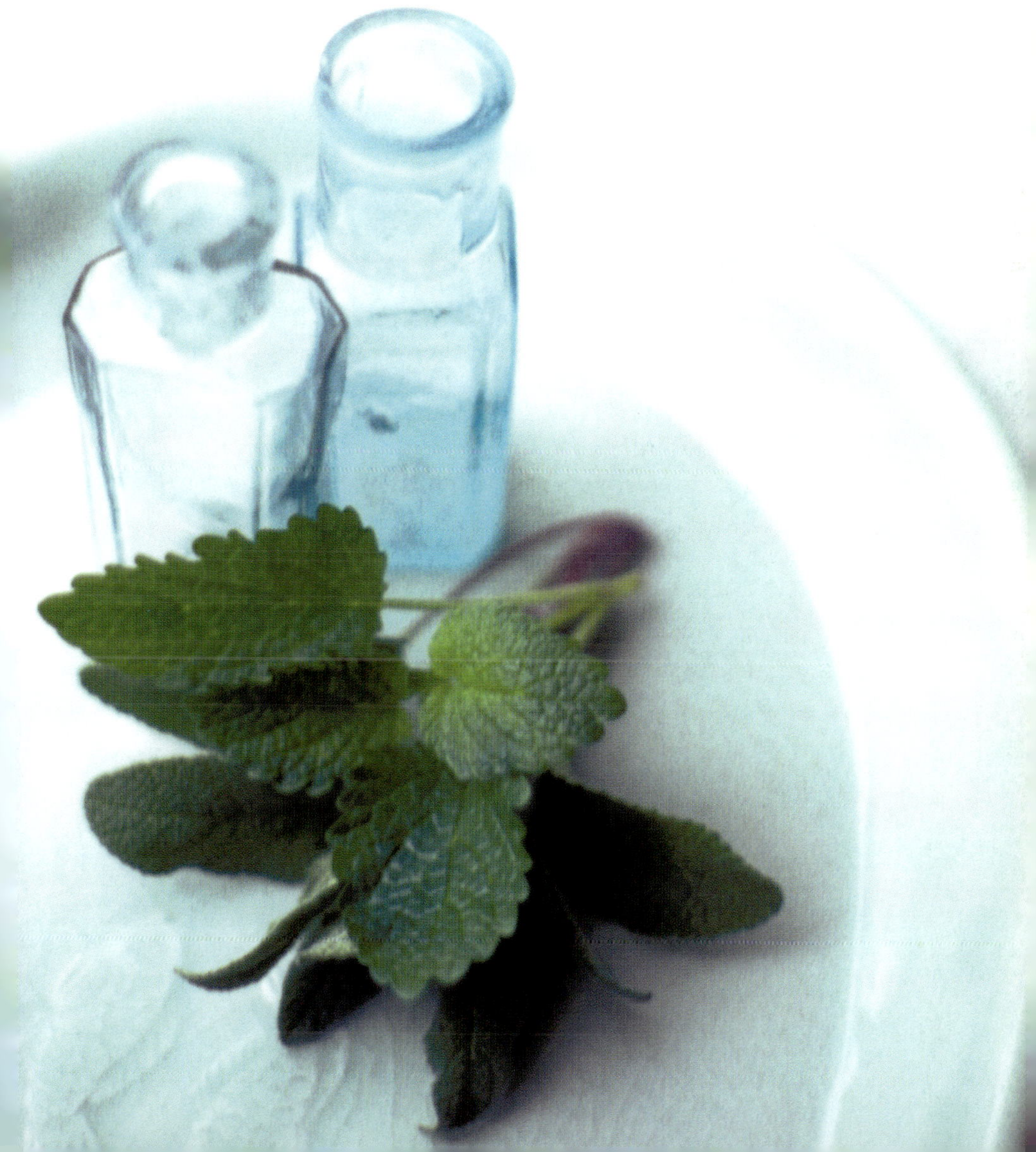

Wenn es im Hals kratzt

Wie schnell geht es: Ein verregneter Tag, nasse Füße, die obendrein kalt wurden, plötzlich ein Niesen und am Morgen danach brennt und kribbelt es im Hals. Halsschmerzen können sehr unangenehm werden, zumal gern die Mandeln anschwellen und obendrein vereitern. Oft sind dann auch noch die Stimmbänder betroffen und Heiserkeit erschwert das Sprechen, der Hals ist rau und das Schlucken schmerzhaft.

Mögliche Ursachen für Halsbeschwerden

- Unterkühlung
- Erkältungskrankheiten
- starker Husten
- übernormale Beanspruchung der Stimmbänder
- Zugluft
- Nächtliches Schnarchen

Selbst wenn sich schon eine Schwellung der Mandeln abzeichnet, muss die Erkrankung sich nicht zu einem ausgewachsenen Katarr entwickeln. Sobald sich erste Anzeichen im Hals zeigen, kann mit einer Reihe Hausmittel gut und zuverlässig kuriert werden. Wenn allerdings als Begleiterscheinung Fieber auftritt und das Schlucken derart schmerzhaft ist, dass man es am liebsten einstellen möchte, dann sollte unbedingt ein Arzt aufgesucht werden.

Achtung: Halsbeschwerden können ansteckend sein. Im Fall einer Erkrankung bitte nicht mehr Trinkgefäße und Besteckteile mit anderen Personen teilen, auch von innigen Küssen sollte vorerst im Interesse des Nicht-Erkrankten Abstand genommen werden.

Auf jeden Fall vom Arzt begutachtet werden muss länger dauernder Husten oder langandauernde Heiserkeit. Auch der sogenannte Raucher-Katarr ist medizinisch zu behandeln. Hier helfen Hausmittel nicht. Am besten das Rauchen aufgeben!

Was tun?

Grundsätzlich sollten, neben gezielten Anwendungen und nur wenn kein Fieber aufgetreten ist, abhärtende Maßnahmen eingeleitet werden.

Sehr gut bewährt hat sich bei Halsschmerz und Heiserkeit das kühle Armbad. Auch ein kühlender Halsumschlag schafft schnell Erleichterung. Darauf achten, dass während der kühlenden Maßnahmen Füße und Hände immer warm bleiben!

Barfußgehen als Prävention ist ebenfalls von Vorteil. Und, damit das Kind erst gar nicht in den Brunnen fällt, ist eine ausreichende Versorgung des Körpers mit Vitaminen nicht zu vergessen. Also häufig Obst und Gemüse essen. In ihnen findet der Mensch ein optimales Vitaminangebot vor. Da Vitamine hitzeempfindlich sind, sollte möglichst viel roh verzehrt werden.

Bei diversen Reizungs- und Entzündungsbeschwerden im Mund-Rachen-Bereich immer reichlich Kräutertees trinken. Eine Reihe verschiedener Kräutertees kann schluckweise über den Tag verteilt getrunken oder es kann mit ihnen gegurgelt werden. In diesem Fall sollte allerdings zudem für eine reichliche Flüssigkeitszufuhr gesorgt werden. Wohltuend wirken auch ätherische Öle oder Duftstoffe zum Einatmen.

Kräuteranwendungen

- Huflattichblüten
- Kamille
- Königskerze
- Liebstöckel
- Lindenblüten
- Malvenblüten
- Odermenning
- Salbei
- Spitzwegerich
- Thymian

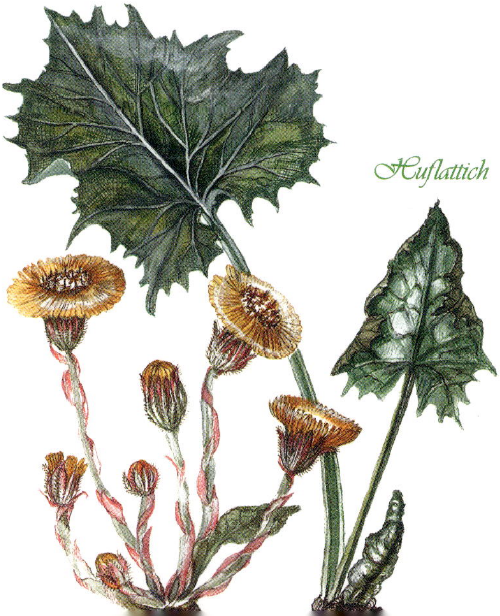

Huflattich

Huflattichblüten-Tee

Er wirkt vorzüglich gegen Heiserkeit, wenn er ziemlich heiß und gesüßt mit Honig öfter über den Tag verteilt getrunken wird. Die gelben Blüten, die noch vor den Blättern aus dem Boden brechen, können bereits Ende März gesammelt und im Schatten getrocknet werden. Auf 1/4 l kochendes Wasser kommt 1 EL getrocknete und zerkleinerte Droge. Vor dem Genuss 10 Minuten zugedeckt ziehen lassen.

Kamillen-Tee

Wirkt entzündungsheilend. Kamillenblüten in kaltem Wasser aufsetzen und zum Kochen bringen. 5 Minuten sprudelnd kochen, dann weitere 5 Minuten bei mäßiger Wärmezufuhr ziehen lassen. Schluckweise über den Tag verteilt trinken.

Königskerzenblüten-Tee

Wirkt heilend bei Entzündungen der Atemorgane. Die Blüten werden kurz vor dem Aufblühen gepflückt. Laufend durchpflückend und im Schatten trocknen.

Zur Bereitung eines Heiltees werden 2 TL getrocknete Droge auf 1/4 l kochendes Wasser empfohlen. 10 Minuten ziehen lassen und eventuell mit Honig süßen.

Malvenblüten-Tee

Wohltuender Tee bei allen Arten von Entzündungen sowie beruhigend bei Husten. Besonders wirksam sind die Blüten. Werden die Blätter verwendet, muss die doppelte Dosis zur Bereitung eines Tees verwendet werden.

Auf 1 Tasse kochendes Wasser 1 EL getrocknete Blüten geben und 10 Minuten ziehen lassen. Täglich 4 bis 5 Tassen trinken.

Salbei-Tee

Besonders als Gurgelmittel zu empfehlen. Auf 1/2 l kochendes Wasser 1 Hand voll trockene Droge geben. Zugedeckt 10 Minuten ziehen lassen, dann gurgeln oder schluckweise trinken.

Salbei-Milch

Wunderbar beruhigend bei Halsbeschwerden und gegen grippale Infekte. Auf 1/4 l Milch wird 1 gehäufter EL trockene Droge gegeben und bei mäßiger Wärmezufuhr 10 Minuten lang geköchelt. Täglich 3 Tassen. Die warme Salbei-Milch kann mit Honig gesüßt werden.

Spitzwegerich-Tee

Beruhigt die entzündeten Partien und muss kalt getrunken werden. Auf 1 l kochendes Wasser werden 3 Hand voll zerkleinertes frisches Kraut gegeben. Dann muss der Tee über Nacht ziehen. Täglich werden 4-5 kleine Tassen kühlen Tees zwischen den Mahlzeiten schluckweise getrunken. Da Halsbeschwerden gern in der kalten Jahreszeit auftreten und frisches Kraut des Spitzwegerichs dann nicht zu haben ist, empfiehlt sich die Bereitung eines Spitzwegerich-Sirups.

Spitzwegerich-Sirup

Verwendet wird dafür die ganze frische Pflanze. Diese in einem Mörser, mit der Küchenmaschine oder dem Pürierstab fein zerkleinern. Den Brei in ein sauberes Geschirrtuch füllen und auspressen. Saft abmessen und mit der gleichen Menge Rohrzucker vermengen. Bei mäßiger Hitze bis zur gewünschten Konsistenz einkochen lassen und in fest verschließbare kleine Flaschen füllen. Bei Atembeschwerden und Halsentzündung täglich 1 EL vor den Mahlzeiten einnehmen.

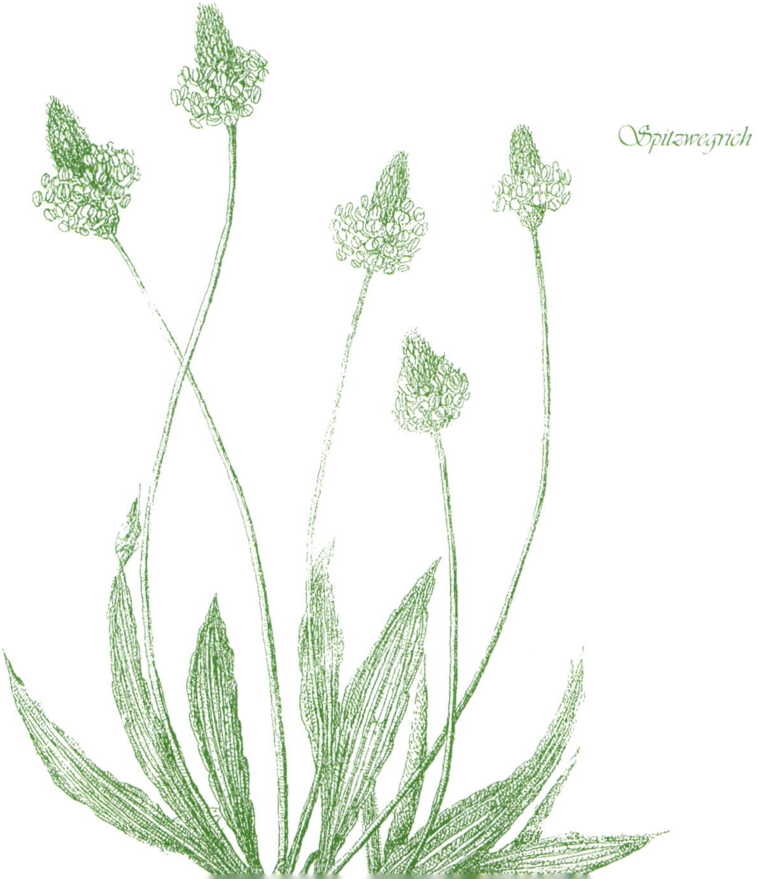

Unterstützend können aber auch

- Arnika
- Kamille
- Salbei
- Spitzwegerich
- Thymian
- Salzwasser

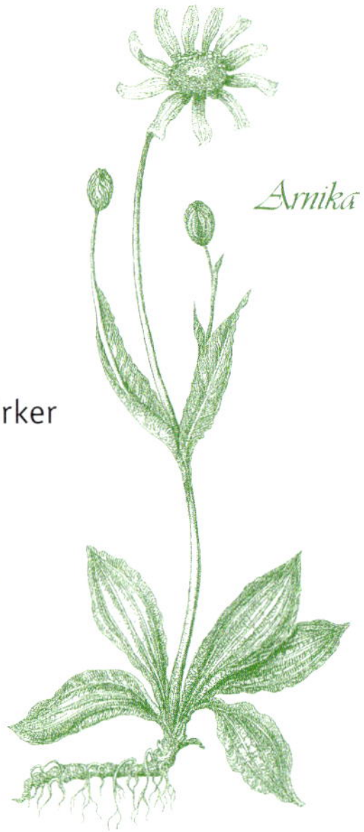

zum Gurgeln verwendet werden. Dann sollte die Droge stärker als für die Teezubereitung dosiert werden.

Ein wirkungsvolles, zudem kostengünstiges Mittel ist das Harz einheimischer Nadelbäume:

- Lärche
- Kiefer
- Fichte
- Tanne

Mitunter verletzen Wetterunbilden oder Forstfahrzeuge die Rinde der Bäume. Dann tritt Harz aus, das an den Stämmen herabfließt und dort erhärtet. Dieses Harz kann zur Selbstversorgung abgesammelt werden. Wer jedoch mutwillig die Borke der Bäume beschädigt, um an das Harz zu gelangen, kann sich erheblichen Ärger mit dem Förster einhandeln!
Schon Hildegard von Bingen nutzte die reinigende und heilende Kraft des Rauchs. Speziell dem Harz der Lärche werden stärkende Einflüsse auf die Atmungsorgane zugeschrieben. Zudem unterstützten Räucherungen die Behandlung **chronischer Erkrankungen** der Atemwege.
Um eine Räucherung durchführen zu können, werden eine spezielle Räucherkohle und ein Räuchergefäß benötigt. Dies ist im Fachhandel erhältlich. Die Holzkohle wird in das nicht brennbare Räuchergefäß gegeben und nachdem sie glimmt – Geübte können auch die preiswerte Holzkohle verwenden – wird vorsichtig das Harz aufgestreut. Vorsichtig, nicht zuviel auf einmal aufstreuen! Das räuchernde Gefäß wird an einem separaten Platz aufgestellt, an dem der Rauch zirkulieren kann.
Auch ätherische Öle aus dem Fachhandelsangebot sind empfehlenswert, wenn natürliche Rohstoffe nicht zur Verfügung stehen. Ein feuchtes Tuch, mit einigen Tropfen z.B. Eukalyptus-Öl getränkt und zur Nachtruhe im Raum aufgehängt, wirkt lindernd.

Bewährte Hausmittel

- Zwiebel-Umschlag
- Quitten-Schleim
- Kamillen-Umschlag
- Honig-Milch; durch den hohlen Stängel des Liebstöckel gesogen
- getrocknete Beerenfrüchte der Eberesche
- Quark-Wickel
- Kartoffel-Wickel

Zwiebel-Umschlag

Zwei mittelgroße Zwiebeln fein wiegen, auf ein dünnes Baumwolltuch streichen und um den Hals legen. Darüber wieder ein dünnes, dieses Mal aber feuchtes Baumwolltuch wickeln. Zwei Geschirrtücher übereinander legen und als Schal ebenfalls um den Hals legen. Den Abschluss sollte ein Wollstrumpf bilden. Mit Sicherheitsnadeln alles vorsichtig fixieren. Über Nacht tragen.

Quitten-Schleim

Das Kerngehäuse und die Kerne der Quitte enthalten einen den Hals- und Rachenraum beruhigenden Schleim. Durch Lutschen der Kerne kann dieser Schleim seine Wirksamkeit entfalten – Kerne wegen der enthaltenen Blausäure nicht zerbeißen oder verschlucken!
Auch das Kernhaus enthält diesen Schleim. Er wird gewonnen, indem 1-2 EL Kerngehäuse zusammen mit ein wenig Wasser in ein Kochgefäß gefüllt und bei mäßiger Hitze langsam geköchelt werden. Eventuell Honig zugeben. Über den Tag verteilt sollte der Schleim in kleinen Mengen in Hals und Rachen wirken.

Übrigens: Quittenschleim lindert auch Verbrennungen und Verbrennungsschmerz. Auf die entsprechenden Hautstellen auftragen!

Kamillen-Umschlag

Trockene Kamillenblüten in einem Mörser zerstoßen (ein Pürierstab erledigt diese Arbeit auch) und mit etwas Süßrahmbutter vermengen, dass eine Paste entsteht. Diesen Blütenbrei auf die Hälfte eines sauberen Geschirrtuches streichen. Die andere Hälfte darüber legen. Danach wird dieser angenehm duftende „Schal" über Nacht um den Hals gelegt. Ein Wollschal schließt die Packung ab.

Honig-Milch

Am besten wirkt Honig in heißer Frischmilch (zur Genesung keine H-Milch verwenden!). Auch in der Prophylaxe hat sich die süße Medizin bewährt. Besonders Kinder, die empfänglich für Halsentzündungen oder grippale Infekte sind, sollten regelmäßig einen Teelöffel Honig essen.

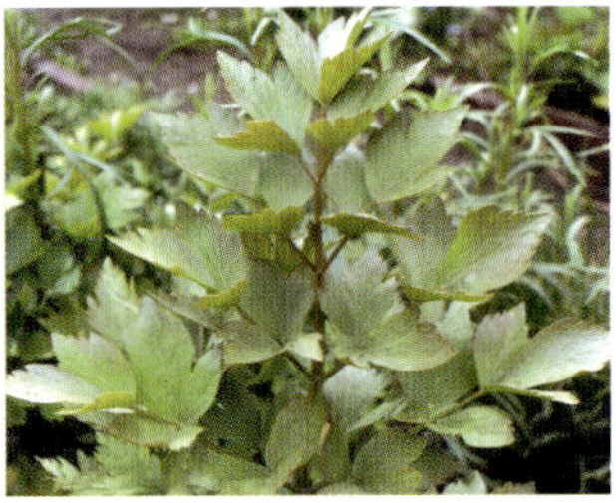

Liebstöckel

Im Fall einer **„Sommergrippe"** kann der heilende Effekt der Honig-Milch durch den des Liebstöckel unterstützt werden. Da die Stängel des „Maggikrautes" hohl sind, kann die Honig-Milch durch sie hindurchgesogen werden.

Ebereschen-Kur

„Zitrone des Nordens", so der volkstümliche Name der einheimischen leuchtenden Beerenfrüchte, die gern von den Vögeln konsumiert werden – deshalb ist oft auch von „Vogelbeeren" die Rede. Bei Heiserkeit sollen über den Tag verteilt mehrere getrocknete Beeren gekaut werden.

Quark-Wickel

Für Quark-Wickel 250 g Quark (Zimmertemperatur) auf ein Leinen- oder Baumwolltuch verteilen. Am besten benutzt man ein sehr dünnes Tuch, damit der Quark mit dem Hals in Berührung kommt. Dann wird das Tuch zu einem Schal gefaltet, um den Hals gelegt und mit einem Wollschal fixiert.

Kartoffel-Wickel

Vier bis fünf sehr warme Pellkartoffeln nebeneinander auf ein Baumwolltuch legen und leicht zerdrücken. Dann das Tuch zu einem Schal falten und um den Hals legen. Den Abschluss bildet ein Wollschal.

Was Pfarrer Kneipp empfiehlt

Gurgeln mit abgekühltem Tee von Salbei und Malvenblüten und – je nach Schwere der Entzündung – alle 15 bis 30 Minuten ein kalter Hals-Wickel. Dreimal täglich mit Honig gesüßten Malvenblüten-Tee trinken.

Heilanwendungen

Der Kopf dröhnt

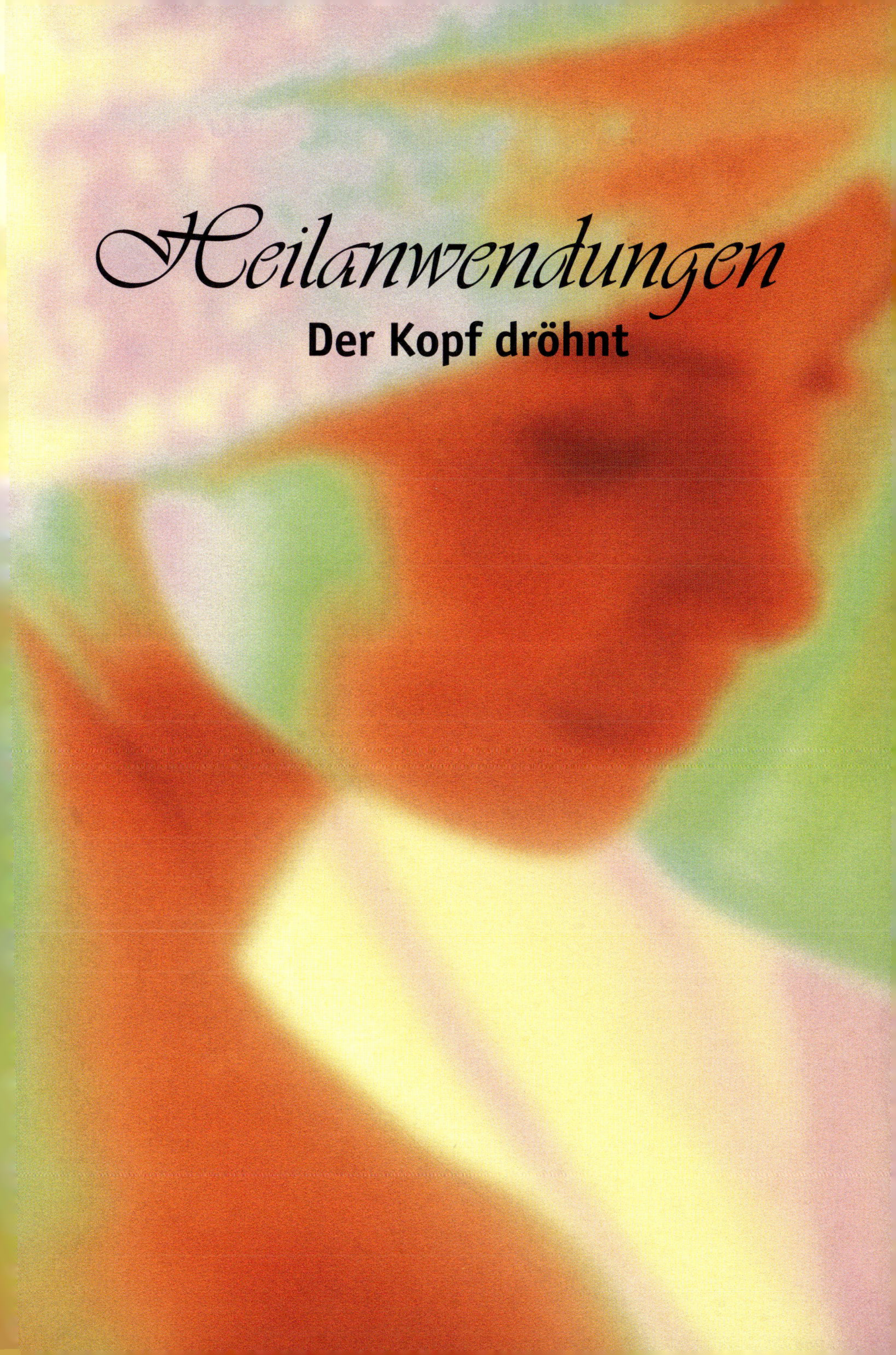

Der Kopf dröhnt

Neben den schweren, in diesem Buch nicht beachteten Kopfschmerzen – beispielsweise bei beginnender Gehirnhautentzündung oder als Vorbote eines Schlaganfalls – gibt es zahlreiche harmlose Ursachen für einen „Brummschädel". Diese sollten erkannt und möglichst abgestellt werden; kein Mensch kann sich wohl fühlen oder gar etwas leisten, wenn der Kopf brummt!

Kopfschmerzen über einen längeren Zeitraum oder mit Begleiterscheinungen wie Schwindel, Seh- und Wahrnehmungsstörungen oder Kopfweh im allerheftigsten Grade sollten unverzüglich einem Arzt zur Diagnose vorgestellt werden!

Mögliche Ursachen für einen „harmlosen" Kopfschmerz

- übermäßiger Alkoholkonsum
- Wetterfühligkeit
- Migräne
- Stress
- Angst
- Trauer
- Zorn
- Sauerstoffmangel
- übermäßiger Kaffeegenuss
- Sonnenbad
- Überanstrengung der Augen
- Verdauungsstörungen
- Verspannungen

So vielfältig die Ursachen sein können, so vielfältig sind auch die Hausmittel. Bevor jedoch in die Apotheke der Natur gegriffen wird, sollten gerade bei Kopfbeschwerden erst die allgemeinen Vorraussetzungen zur Besserung eingeleitet werden.

Was tun?

Nach Möglichkeit die Fenster öffnen, den Raum gut durchlüften und ein paar Minuten entspannt ein- und ausatmen. Dabei auf die Zehenspitzen stellen und leicht federn. Noch hilfreicher ist ein kurzer Spaziergang an der frischen Luft.

Viele Menschen reagieren mit Kopfschmerz auf einen leeren Magen. In diesem Fall kann der Verzehr eines Apfels, dessen Wohlgeruch zudem die Ausscheidung verschiedener Giftstoffe anregen soll, schnell und wirkungsvoll den Kopfschmerz beseitigen.

Mitunter ist lediglich der Nacken verspannt. Mit einigen gezielten gymnastischen Entspannungsübungen lässt sich hier schnell Abhilfe schaffen.

Oft hält man sich im Hochsommer einfach zu lange in der glühenden Sonne auf. Ein schattiges Plätzchen und ein kühles Getränk, am besten Zitronenwasser – bitte den ohnehin schon aufgeheizten Körper nicht mit einem eiskalten Drink schockieren! – schaffen schnell Erleichterung.

Koffein kann sehr anregend wirken. Die Kehrseite: Ein Zuviel verursacht häufig Kopfschmerzen. Neben verschiedenen Kaffeegetränken können Cola und Konfekt den Körper mit Koffein bombardieren. Empfindliche Personen sollten ihren Konsum überdenken und nötigenfalls reduzieren.

Auf regelmäßigen Stuhlgang achten. Jede Stuhlentleerung erleichtert auch den Kopf.

Liegen Ursachen für den Kopfschmerz vor, die nicht beseitigt werden können oder lässt der Schmerz einfach nicht nach, sollte gezielt therapiert werden. Vor ständigem Tablettenkonsum ist zu warnen. Bekannt ist z.B., dass ein hoher Aspirinkonsum Krebs verursachen kann. Dies fanden amerikanische Wissenschaftler in einer Langzeitstudie mit über 12.000 Probanten heraus. Wer täglich eine Aspirintablette einnimmt, gilt als gefährdet.
Wichtig ist zu wissen, dass der Mensch sehr individuell auf Behandlungsmethoden reagiert. Deshalb sollte man selbst herausfinden, welches das richtige Mittel ist. Es wird empfohlen, nur zu solchen Mitteln zu greifen, die man auch persönlich mag! Also Tee trinken, der einem auch schmeckt. Gleiches gilt für Umschläge, deren Temperatur als angenehm empfunden werden sollte. Wenn Missempfindungen auftreten, muss eine andere Temperatur probiert werden.

Kräuteranwendungen

- Waldmeister
- Augentrost
- Minze
- Melisse
- Holunder
- Schlüsselblume
- Lindenblüte
- Baldrian
- Brennnessel
- Silberweide (Rinde und zweijährige Äste)

Zur Bereitung eines Tees, bei dem verschiedene Kräuter individuell gemischt werden können, wird 1 Teelöffel voll Kraut mit 1/4 l Wasser übergossen. 10 Minuten ziehen lassen, abseihen und langsam Schluck für Schluck trinken.

Übrigens: Ein Kräutertee aus Tausendgüldenkraut wirkt hervorragend gegen den berühmten „Kater" am Morgen danach. Einfach 1 TL Kraut mit 1/4 l kochendem Wasser übergießen, 10 Minuten ziehen lassen, durchseihen und schluckweise trinken!

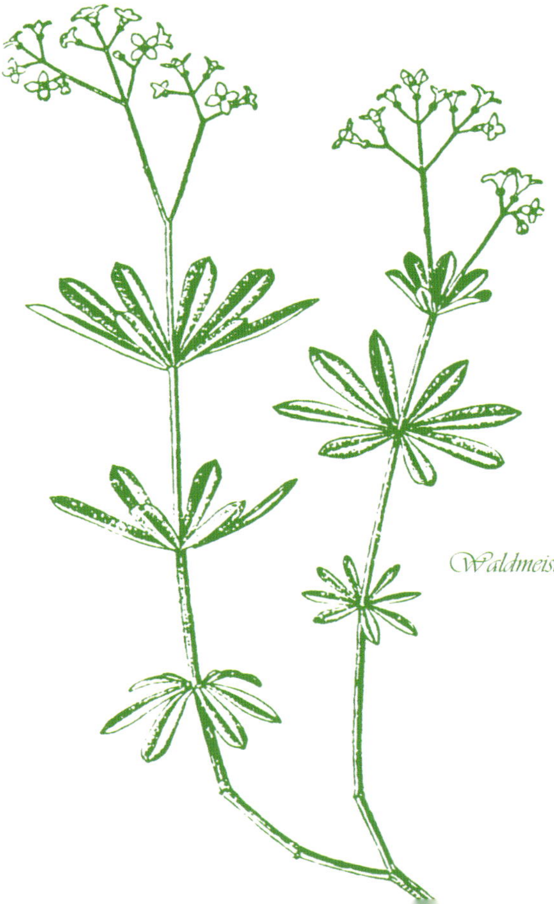

Waldmeister

Bewährte Hausmittel

Kalte, kühle oder laue Kopfumschläge – je nach eigenem Wohlempfinden –, Massage der Schläfen mit kühlen Fingern, Warmhalten der Füße oder kalte Bäder der Unterarme sind oft sehr wirksam gegen Kopfschmerz.

Der Gebrauch ätherischer Öle hat sich ebenfalls bewährt. In Reformhäusern und Apotheken sind sie erhältlich. Werden Stirn und Schläfen damit eingerieben, kann der Schmerz sehr schnell nachlassen.

Wirkungsvoll bei Kopfschmerz:

- Pfefferminzöl
- Mentholöl
- Rosmarinöl

Wer regelmäßig von Kopfweh befallen wird, sollte eine Duftlampe kaufen und vor oder während einer Attacke in seinem Wohnumfeld ätherische Öle verdampfen. In arabischen Ländern wird gegen chronischen Kopfschmerz eine Heilkräuter-Räucherung mit Koriander durchgeführt. Die Griechen hingegen zogen den Duft gekochten Kohls im Kampf gegen das Kopfweh vor. Hierzulande galt als probates Mittel, frische Kohlblätter auf die Stirn zu legen und die Füße hoch zu lagern.

Fußbad

Die Füße in einem warmen Fußbad ordentlich durchwärmen und danach gut trockenreiben. Dabei die Stirn mit einer kühlen bis kalten Kompresse behandeln.

Bei Kopfschmerzen durch ein Zuviel an Sonne kann eine einfache Zitrone die unangenehmen Folgen mindern. Hierfür die Frucht in der Mitte teilen, mit den Schnittflächen die Schläfen behutsam einreiben.

Bei Migräne

Ein starker Kaffee (Espresso) mit einem Schuss Zitronensaft kann bei Anflügen von migräneartigen, seitlichen Kopfschmerzen schnell und zuverlässig helfen.

Übrigens: Prof. Hartmut Göbel, Neurologe und Leiter einer Schmerzklinik, bezeichnet Migräne als angeborene Besonderheit einer Reizverarbeitung. In einem solchen Fall reagiert das Gehirn viel intensiver als bei den meisten Menschen. Dadurch kommt es zu einer übermäßigen Freisetzung von Botenstoffen, die wiederum seitens des Hirns als Vergiftung bewertet werden, worauf heftige Reaktionen folgen.

Was Pfarrer Kneipp empfiehlt

Jeden Morgen und jeden Abend im Gras und auf Fußwegen barfuß gehen. Mehrere Tage hinweg halbstündlich einen Esslöffel Wasser zu sich nehmen, bei heftigen Attacken mit Aloe und etwas Zucker!

Erste Hilfe für die Seele

Wie Herpes-Blasen am Mund oft sicheres Zeichen großer Verärgerung sind, tritt der Kopfschmerz gern als Begleitumstand der „Selbstverletzung" auf. Vielleicht sollten Sie einmal überdenken, ob und wie Sie sich Unrecht angetan haben. Seien Sie einfach gut und fair zu sich. Menschen, die an Migräne leiden, stellen zu häufig zu viele Anforderungen an sich selbst. Kürzer treten; niemand ist perfekt.

Wenn das Gedächtnis nachlässt: Brennnessel-Öl

In ein fest verschließbares Gefäß werden Brennnesseln gefüllt. Die Pflanzen sollten hierfür mindestens eine Höhe von etwa 30 cm erreicht haben! Um Hautkontakt zu vermeiden, empfiehlt sich das Tragen geeigneter Handschuhe. Auf die Brennnesseln wird ein gutes Öl gegossen, das die Pflanzen völlig bedeckt. Nun das Gefäß für wenigstens vier Wochen in ein warmes Fenster stellen. Danach abseihen, die Pflanzen ausdrücken und das gewonnene Öl in eine verschließbare Flasche füllen. Regelmäßig vorm Schlafengehen zwei Tropfen in die Schläfen einmassieren.

Heilanwendungen

Die Nase läuft

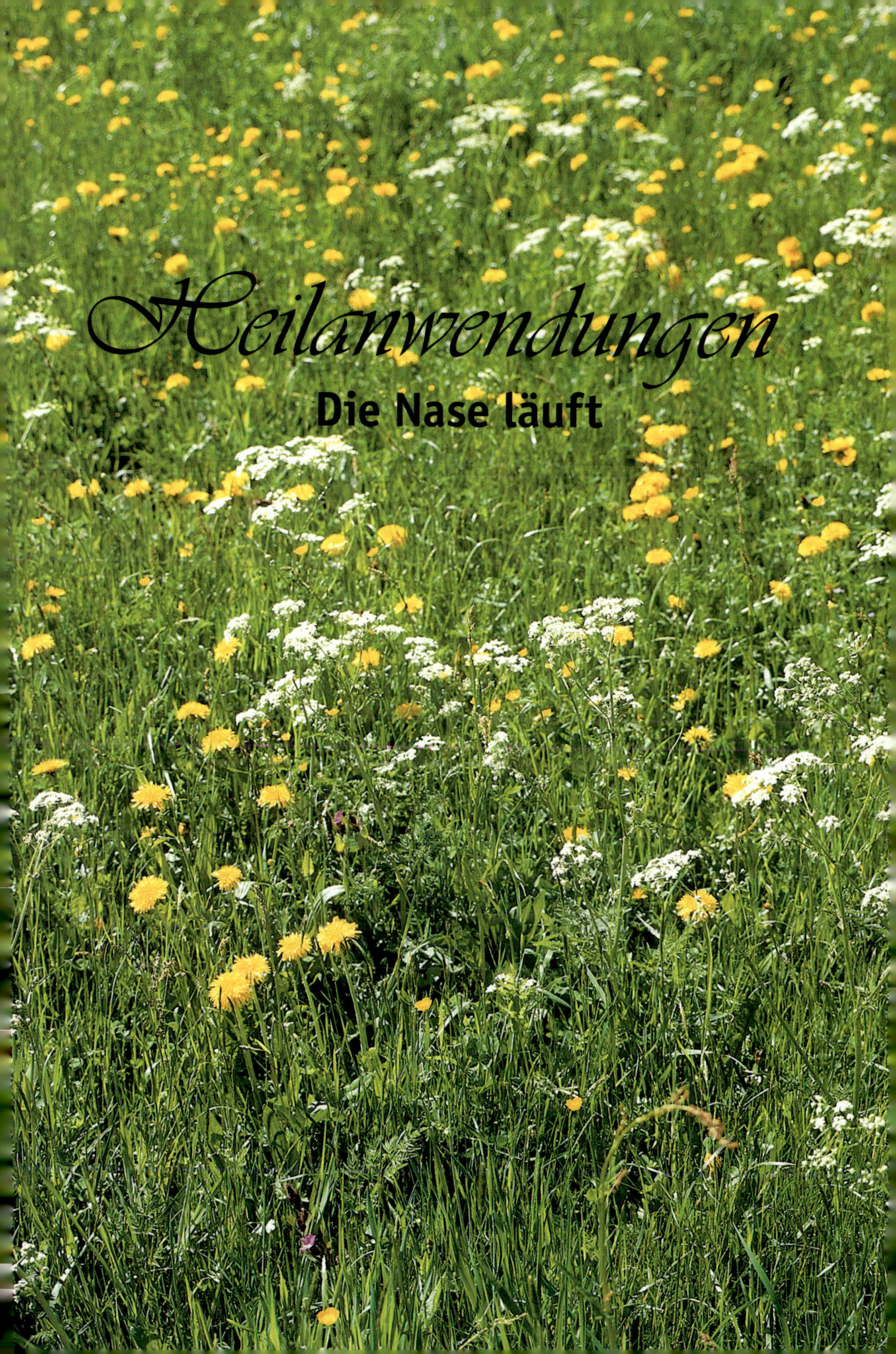

Die Nase läuft

Die Nase übt überlebenswichtige Aufgaben aus und sollte, um voll funktionsfähig zu bleiben, regelmäßig „gewartet" werden. Täglich wandern etwa 20.000 Liter Luft – das sind 20 Kubikmeter! – größtenteils durch die Nase und füllen Lunge und Lungenbläschen. Nur der Reinigungs- und Filterfunktion der Nase, genauer genommen der Nasenschleimhaut verdanken wir, dass Fremdpartikel nicht in die Lunge wandern; Embolien wären die unabwendbaren Folgen.
Doch auch eine Vielzahl verschiedener Krankheitserreger wie Viren, Bakterien, Hefen und Pilze können mit jedem Atemstrom in die Nase gelangen. Deshalb ist die Nasenschleimhaut das am häufigsten infizierte Gewebe des Körpers. Naseputzen hilft da wenig.

Sinnvoller ist eine tägliche **Nasenspülung**. Hierdurch wird vermehrt Schleim, angereichert mit den jeweiligen Bakterien, Viren und Schmutzpartikeln, aus der gesamten Nasenhöhle herausgespült. Etwas warmes Salzwasser ist hierfür vollkommen ausreichend. Entweder wird die Flüssigkeit in ein Nasenloch eingesogen, während das andere zugehalten wird oder man kann auch mittels Pipette Salzwasser in die Nasenhöhle träufeln.
Die Wirkung einer solchen Nasenspülung hat die Medizinische Hochschule Hannover geprüft und dabei festgestellt, dass eine tägliche Nasenspülung das Erkältungsrisiko erheblich reduziert.

Aber Kopf hoch: Ein Schnupfen ist kein Beinbruch, kann jedoch sehr unangenehm werden. Besonders wenn die Nase stark läuft, Geruchs- und Geschmackssinn eingeschränkt sind und Krankheitserreger bis in Stirn- oder Kieferhöhle vordringen. Die Nase rötet sich und brennt nach jedem Schnäuzen. Nachts kann sich gelegentlich der „Stockschnupfen" einstellen, der das Atmen durch die Nase (fast) unmöglich macht.
Schnupfen kann ansteckend sein. Doch nicht jeder Schnupfen muss einem Arzt vorgestellt werden.

Mögliche Ursachen für einen Erkältungsschnupfen

- plötzliche und starke Abkühlung des erhitzen Körpers
- nasse, kalte Füße
- Zugluft
- Infektion

Schnupfen mit heftigen Begleiterscheinungen wie Bindehautentzündung, Stirnhöhlenvereiterung, Mandelentzündung, Ohrenschmerzen und Fieber ist unverzüglich einem Arzt vorzustellen!

Was tun?

In den ersten vierundzwanzig Stunden kann man den Schnupfen am Schlafittchen packen, indem man den Stoffwechsel ankurbelt; einen Saunabesuch einplanen und tüchtig schwitzen! Wer die Sauna nicht verträgt, kann zu Hause eine Schwitzpackung machen oder ein heißes Kräuterbad nehmen. Werden die Füße kalt, wird ein ansteigendes Salzwasser-Fußbad empfohlen.

Ätherische Öle halten die Nase frei. Ein paar Tropfen ins Taschentuch geben.

Mit Vitaminen gegen Krankheitserreger „schießen“. Reichlich Zitronenwasser trinken.

Wurden die ersten Anzeichen übersehen und hat sich der Schnupfen festgesetzt, können ätherische Öle inhaliert werden. Ganz wichtig ist, dass das Nasensekret ungehindert abfließen kann.

Oberlippe und Nase werden mit handelsüblichem Lippenbalsam vorm Röten geschützt oder mit einer Creme aus trockenen Kamillenblüten und etwas gutem Olivenöl oder Kamillenöl gepflegt.

Ausreichend und gut schlafen!

Kräuteranwendungen

Damit jedoch aus dem Schnupfen kein grippaler Infekt wird, sollte der Stoffwechsel tüchtig angekurbelt und die Ausscheidungen angeregt werden.

Hierfür empfehlen sich:

- Holunderblüten-Tee
- Salbei-Tee
- Lindenblüten-Tee
- Gänseblümchen-Tee oder -Salat
- Brennnessel-Tee oder -Gemüse
- Löwenzahn-Frischsaft, Tee, Salat oder Gemüse aus Löwenzahn

Außerdem empfehlen sich Waschungen oder Bürstungen mit Kräutertee. Oder ein geruhsames entspannendes Heublumen-Kräuterbad. Da es keine Heublumen im modernen Heuschober mehr gibt, sollten Kräuter und Blumen im Sommer rechtzeitig gesammelt werden. Heublumenbäder gibt es auch in der Apotheke.

Das Harz der Lärche wirkt als Räucherstoff ebenfalls bei Schnupfenerkrankungen. Es kann, wie auf Seite 40 beschrieben, selbst gesammelt werden oder ist im Handel als Venetianisches Terpentin erhältlich. Auch weitere Räucherutensilien wie Räucherkohle und Räuchergefäße werden im Handel angeboten.

Übrigens: Ganz bezaubernd wirken die Blüten der Wilden Malve (Malva sylvestris) im Badewasser! Sie färben das Wasser lagunenblau. Einfach ein paar trockene Blüten dem Badewasser zugeben. Kein Schnupfen der Welt kommt gegen dieses Bade-Erlebnis an!

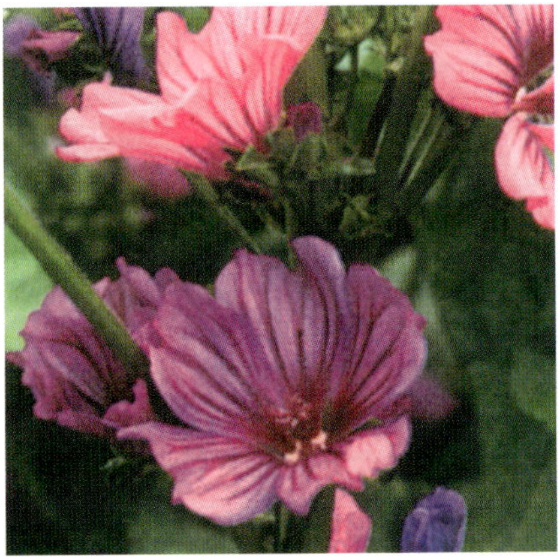

Malve

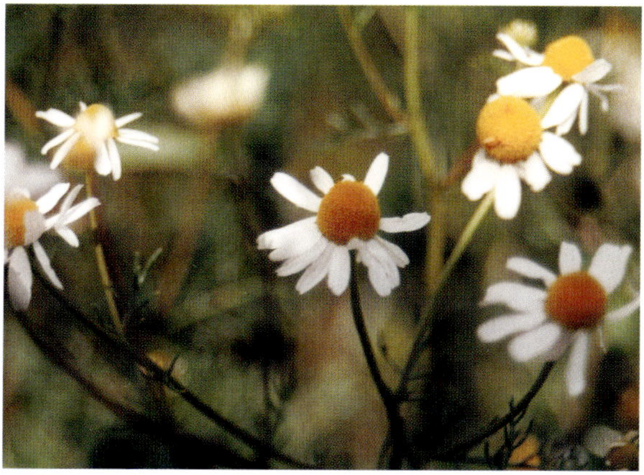

Kamille

Bewährte Hausmittel

- Gesichtswäsche mit Kamillenblüten-Tee
- Königskerzen-Nasentropfen
- Salzwasser-Nasenspülung

Bei chronischem Schnupfen empfiehlt sich eine **Gesichtswäsche mit Kamillenblüten-Tee:** Hierfür aus 1 EL trockenen Kamillenblüten und 1/2 l Wasser einen Tee bereiten. Die Blüten kalt ansetzen und 5 Minuten kochen, 1/4 Stunde auf einer mäßig warmen Herdplatte ziehen lassen. Danach abseihen. Mit dem warmen Tee nun dreimal täglich das Gesicht waschen. Die Prozedur fortführen, bis der Schnupfen restlos ausgeheilt ist.

Stockschnupfen

Der Tee aus den Blüten der **Königskerze** wirkt gegen Stockschnupfen, wenn man ihn mittels Pipette in die Nase träufelt oder einfach in das Nasenloch einzieht.
Hierfür einfach 1 EL getrocknete oder frische Blüten mit 1 Tasse kochendem Wasser überbrühen und vor Gebrauch 10 Minuten ziehen lassen, körperwarm verwenden.

Die gleiche Wirkung wird warmem **Salzwasser** nachgesagt, das abwechselnd in jedes Nasenloch gezogen werden soll. Beim Dosieren sollte individuell entschieden werden, wie viel Salz noch als angenehm empfunden wird. Nicht zu stark dosieren!

Ein ganz probates Mittel bedarf lediglich einer gewissen Sturheit: Wird intensiv durch die „verstopfte" Nase geatmet – zwischendurch Luft mit dem Mund holen, damit es nicht zu Erstickungsanfällen kommt –, lässt für gewöhnlich binnen kurzer Zeit der Stockschnupfen nach oder vergeht nach wenigen Minuten ganz.

Was Pfarrer Kneipp empfiehlt

Oberstes Gebot ist die Abhärtung. Öfters barfuß gehen und kalte Wasseranwendungen sind bewährte Mittel.

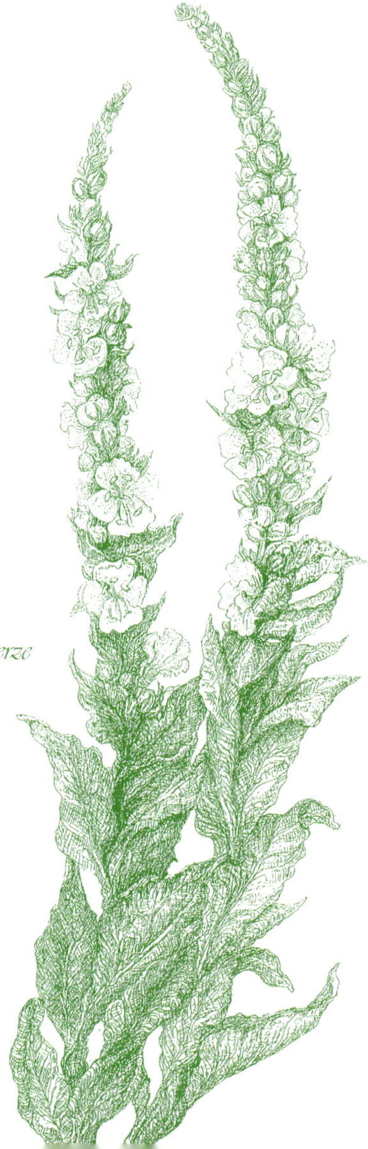

Königskerze

Heilanwendungen

Das Herz meldet sich

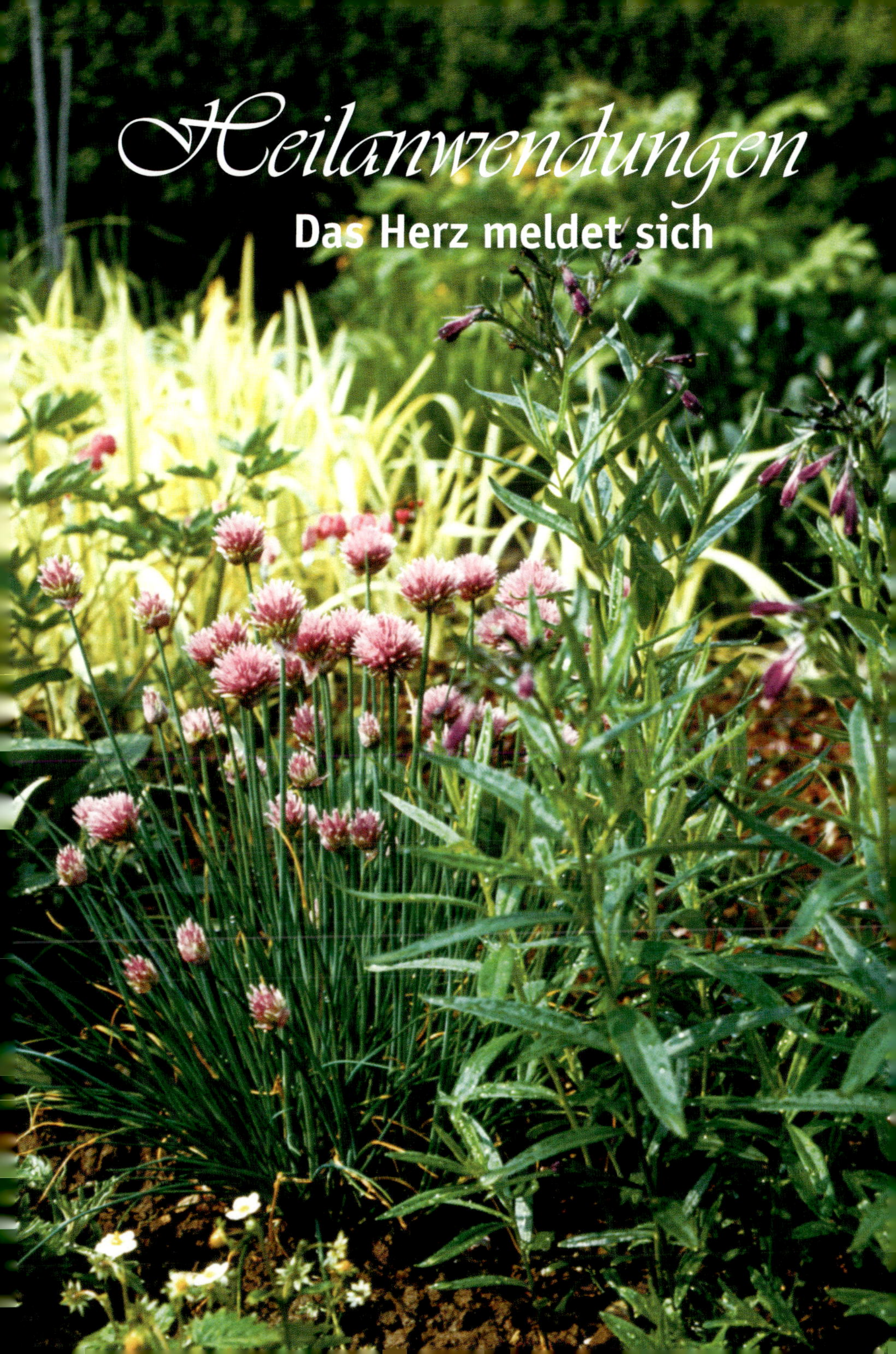

Das Herz meldet sich

Oh, ja, die moderne Zeit! Hektik, Stress und berufliche Belastung fordern ihren Tribut. Der wird nur allzu oft in Form nervöser Herzprobleme entrichtet. Folgen sind Angstgefühle und Beklemmungen, die durch Bewegungsmangel und eine unvernünftige Ernährungsweise gesteigert werden können.
Wer die Ursachen kennt, kann dem mit einfachen Hausmitteln begegnen. Jedoch muss zuvor eine Diagnose vom Arzt gestellt werden. Bei jedweden Herzbeschwerden unverzüglich einen Arzt aufsuchen und die Ursachen abklären lassen!

Mögliche Ursachen für nervöse Herzprobleme

In erster Linie sorgen emotionale Spannungen und Stress für Herzprobleme; Rhythmusstörungen und Stiche in der Herzgegend sind häufige Zeichen, die unbedingt vom Arzt begutachtet werden sollten.

Auch Hormonstörungen, besonders bei pubertierenden Mädchen und bei Frauen in den Wechseljahren, können sich mit Beschwerden wie starkem Herzklopfen und Rhythmusstörungen äußern.

Ein weiteres Problem stellt die Überernährung da; der Wohlstand errichtet Blockaden im Körper, sei es nun in Form von zu viel Fett oder Eiweiß, das ebenfalls in körpereigenen Depots gespeichert wird. In diesem Fall muss der Herzmuskel beträchtlich mehr Leistung erbringen.

Aber auch falsche Essgewohnheiten können Herzprobleme auslösen, besonders wenn zu viel und zu spät gegessen wird. Drückt der überfüllte Magen gegen das Zwerchfell, dann kann dieses wiederum die Herzfunktion einschränken. Wenn sich zudem Blähungen einstellen, können neben dem gefürchteten Herzklopfen auch Atemnot und Beklemmungsgefühle auftreten.

Weniger beachtet wird, dass auch Erkältungskrankheiten und Infekte Herzprobleme verursachen können; eine erhöhte Temperatur kann eine Erhöhung der Pulsfrequenz mit sich bringen.

Was tun?

Wer unter nervösen Herzbeschwerden leidet, sollte mit seinem Arzt herzpflegende Maßnahmen besprechen und sie unter ärztlicher Aufsicht durchführen.

Wichtig ist ausreichend und nachhaltig zu entspannen. Das kann man lernen! Yoga bietet hier eine sehr gute Alternative.

Ausreichende Bewegung an frischer Luft und regelmäßiges Schwimmen wirken sich ebenfalls günstig aus.

Die Ernährung sollte überdacht und nötigenfalls umgestellt werden. Ein Zuviel an Salz bindet zuviel Wasser im Körper.

Auf Reizstoffe wie Alkohol, Nikotin, Kaffee muss vorübergehend verzichtet werden.

Gerade bei Problemen mit dem Herzen ist für ausreichenden und erholsamen Schlaf zu sorgen.

Das Herz reagiert auf Kaliummangel empfindlich. Bei Beschwerden öfter kaliumreiche Lebensmittel wie Banane, Mangold, Puffbohne oder Portulak verzehren.

Da Erkältungskrankheiten mitunter einen erheblichen Einfluss auf Herz und Kreislauf ausüben, sollte grippalen Infekten durch Abhärtung vorgebeugt werden. Auch sollten empfindliche Personen bei Erkältungen gänzlich auf Alkohol – auch den zum „Aufwärmen" – verzichten!

Wenn der Herzschlag aus dem Rhythmus gekommen ist, sollte man versuchen ruhig zu bleiben. Von vielen Betroffenen wird das Hinlegen mit einem nicht zu tief gelagerten Kopf als angenehm empfunden.

Kühle Kompressen auf die Herzgegend wirken ebenfalls beruhigend. Diese Kompressen können auch mit Weißdornblüten-Tee getränkt sein. Grundsätzlich ist darauf zu achten, dass die Füße warm gehalten werden.

Ein Glas kaltes Wasser schluckweise getrunken oder etwas Eis langsam im Mund zergehen lassen hilft Rhythmusstörungen schnell und zuverlässig zu beenden oder zu mindern.

Kräuteranwendungen

- Schafgarbe
- Melisse
- Mistel
- Borretsch
- Liebstöckel
- Weißdorn
- Rosmarin
- Baldrian
- Thymian

Jeweils Teezubereitung aus getrockneter Droge mit kochendem Wasser.

Hildegard von Bingen empfiehlt das Zufügen von 10 - 15 duftenden Rosenblättern zum Heiltee, weil dadurch die Heilwirkung gesteigert wird. **Kräuterpfarrer Kneipp** hingegen hält das schluckweise Trinken eines Heiltees ausschlaggebend für die positive Wirkung.

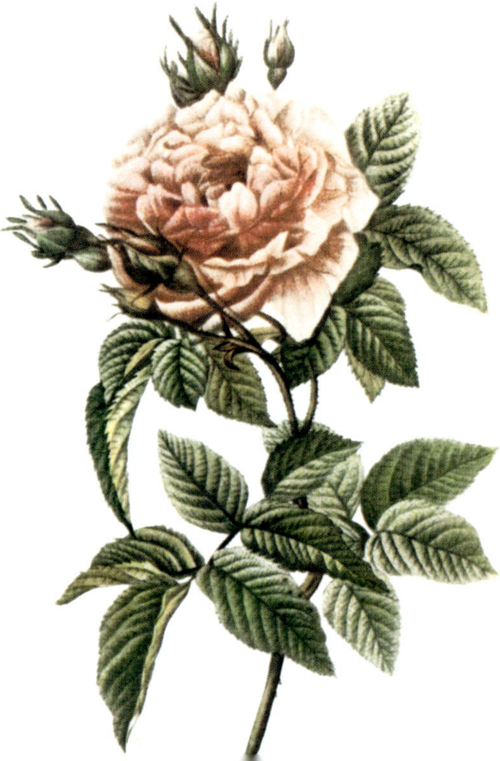

Rose

Rosenlikör-Tee

Nicht nur im Heiltee ein unnachahmliches Erlebnis!

Von stark duftenden, nicht chemisch behandelten Rosen werden die Blütenblätter gezupft und locker in eine Flasche gefüllt, deren Boden mit weißem Kandiszucker bedeckt ist. Dann Klaren auffüllen, bis der Schnaps über den Blütenblättern steht. Die Flasche verkorken und an einem sonnigen Ort 2 Wochen lagern. Dann weitere 4 Wochen kühl und dunkel lagern. Nach Ablauf dieser Zeit den Rosenlikör filtrieren, am besten mittels Kaffeefilterpapier, und auf kleinere Flaschen umfüllen. Etwa 1 TL Likör auf 1 Tasse Tee. Oder (nicht nur bei Herzschmerzen!) heiß über Vanilleeis.

Schafgarben-Tee

Schafgarben-Tee wirkt kreislaufverbessernd, anregend und krampflösend und hat sich besonders bei krampfartigen Herzbeschwerden bewährt. Allerdings tritt die Wirkung erst nach längerer Anwendung ein, hält dann aber auch einen längeren Zeitraum an.

Verwendet werden für die Bereitung dieses Tees die getrockneten und zerkleinerten Blüten. Mit 1/4 l kochendem Wasser 1 EL Droge brühen und dann zugedeckt 1/2 Stunde ziehen lassen, danach abseihen. Mindestens 3 Tassen täglich trinken.

Melissen-Tee

Melissen-Tee über einen längeren Zeitraum genossen beruhigt das nächtliche Herzklopfen, fördert das Einschlafen und verschafft friedvolle Träume. Die Wirksamkeit kann durch das Hinzufügen von Vitamin C aufgepeppt werden; einfach etwas frische Zitrone dem Tee hinzufügen.

1 TL getrocknetes Kraut oder 1 EL frische Melissenblätter mit 1/4 l kochendem Wasser übergießen. Zugedeckt 10 Minuten ziehen lassen. Am besten vor dem Einschlafen langsam trinken, aber auch mehrere Tassen über den Tag verteilt.

Mistel-Auszug

Der Auszug der Mistel wirkt blutdruckregulierend, entkrampfend und gefäßerweiternd. Der Auszug darf nicht mit kochendem Wasser bereitet werden!

Auf 1/4 l kaltes Wasser wird 1 EL getrocknetes, zerkleinertes Kraut gegeben. 12 Stunden ziehen lassen. 3 Tassen täglich trinken.

Borretsch-Tee

„Herzfreude" lautet der Name, den mittelalterliche Ärzte der Pflanze gaben. Zur Bereitung eines Tees 1 Hand voll frische Blätter mit 1 l kochendem Wasser brühen. Vor Genuss zugedeckt 1 Stunde ziehen lassen. Täglich vor den Mahlzeiten 1 Tasse trinken. Wirksamer ist die Bereitung eines Tees aus blühendem Kraut. Auf 1 l kochendes Wasser 1 Hand voll frische Blütentriebe geben, 1/2 Stunde ziehen lassen und täglich vor den Mahlzeiten 1 Tasse trinken.

Borretsch-Öl

Einreibungen der Herz- und Magengegend mit dem Öl haben eine stärkende Wirkung. Die blauen Blüten des Borretsch locker in eine Flasche füllen. Ein gutes Olivenöl aufgießen, bis es übersteht. An einem warmen Ort 2 Wochen ziehen lassen. Als Körperöl auf Magen- und Herzgegend auftragen und einmassieren.

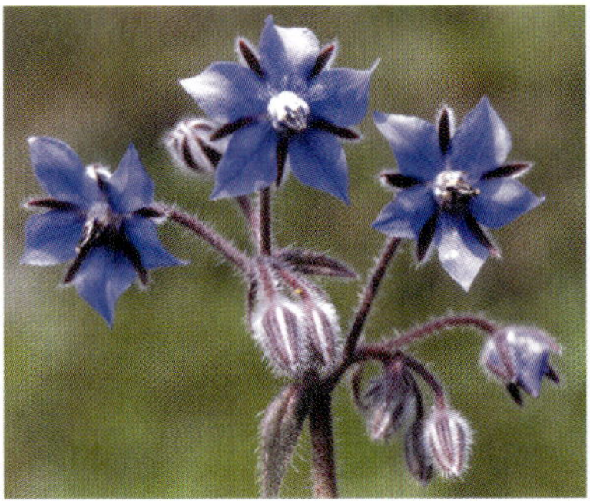

Übrigens: Die Römer sagten: „Ego borago, gaudia semper ago" – ich, der Borretsch, bringe stets Freude. Deshalb sollte Borretsch während der Saison reichlich in Salaten, als Gemüse oder auf einem Butterbrot verzehrt werden. Die wirksamen blauen Blüten können als Dekoration verwendet und mitgegessen werden.

Weißdornblüten-Tee

Die Blüten und Früchte des Weißdorns wirken beruhigend und entkrampfend. Weißdorn-Tee empfiehlt sich bei Störungen des Blutkreislaufs, Schwindel und Angstzuständen.

Mit 1 l kochendem Wasser 1 Hand voll getrockneter Blüten übergießen. Der Tee sollte vor dem Genuss 1 Stunde auf einer mäßig warmen Herdplatte ziehen. 3 Tassen täglich langsam trinken, bei erheblichen Störungen auch mehr.

Übrigens: Die stark aromatischen Blüten können auch in einem Pfannkuchenteig ausgebacken oder einer Limonade zugesetzt werden.

Baldrian-Auszug

Der Auszug der Baldrianwurzel wirkt beruhigend und regulierend auf das Nervensystem.

1 EL trockene, zerkleinerte Wurzel mit 1/4 l kaltem Wasser übergießen. Nach einer Wartezeit von 10-12 Stunden kann das Getränk genossen werden. Täglich 1/2 l trinken.

Baldrian-Tinktur

Der Baldrian-Tinktur wird eine besondere Wirksamkeit auf den Herzmuskel zugeschrieben.

Zur Bereitung 50 g trockene Wurzel in 1/4 l 70 %igem Alkohol in einem fest verschließbaren Gefäß ansetzen. 2 Wochen an einem warmen Ort ziehen lassen. 3 mal täglich 1 TL mit etwas Zucker oder im Tee einnehmen.

Achtung: Da beim Baldrian ein „Gewöhnungseffekt" einsetzen kann, sollte eine kurmäßige Anwendung nach drei Wochen für eine Woche unterbrochen werden.

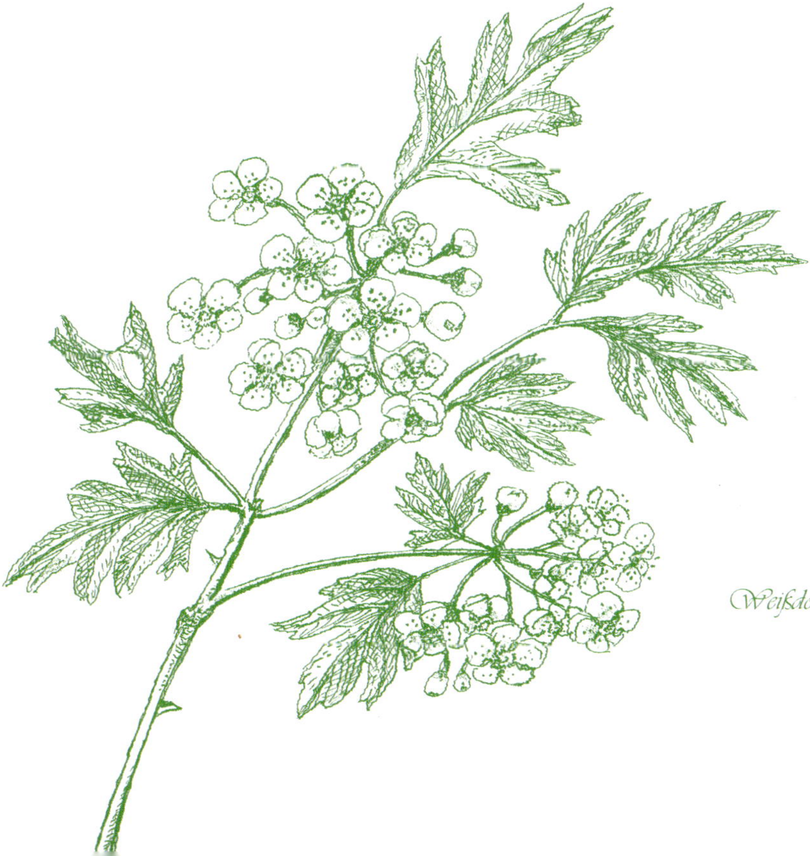

Weißdorn

Thymian-Tee

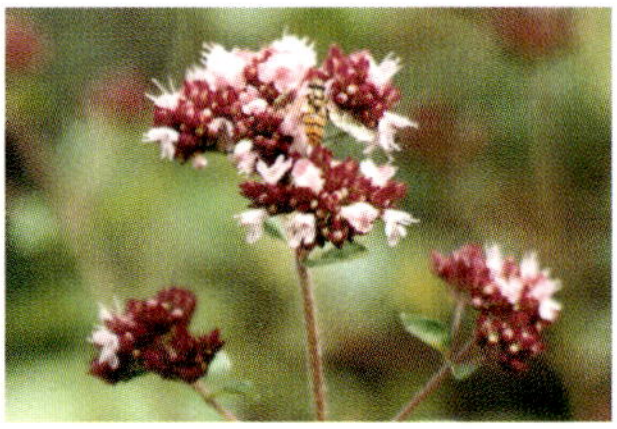

Das Thymol im Thymian wirkt stark gärungshemmend. 1 EL getrocknete Zweige und Blätter mit 1/4 l kochendem Wasser brühen und vor Genuss wenigstens 1/4 Stunde zugedeckt ziehen lassen. Bei Bedarf trinken.

Doch auch Gewürzpflanzen können positiv auf das Herz wirken:

- Knoblauch
- Petersilie

Knoblauch

Der gesundheitliche Wert des Knoblauchs steht außer Frage. Die Geschichte ist voll von Bestätigungen seiner Wirksamkeit. So überstanden „Knoblauchesser" unbeschadet Pest- und Grippeepidemien, wurden im Ersten und Zweiten Weltkrieg Verwundete dank der Knolle geheilt. Man spricht in diesem Zusammenhang vom „sowjetischen Penicillin". Doch der Knoblauch kann weitaus mehr leisten. Er kann Blutdruck normalisieren, Blutfettwerte reduzieren, die Durchblutung stärken und wohltuend bei Kreislaufstörungen wirken.
Auch dem „wilden Knoblauch" oder „Waldknoblauch", dem Bärlauch *(Allium ursinum)*, werden derartige Wirkungen zugeschrieben.

Petersilie

Hildegard von Bingen empfahl bei Herzproblemen einen Petersilien-Honig-Wein mit folgender Rezeptur:

Petersilien-Honig-Wein

Zutaten: 1 l Kabinettwein, 100 g Honig, 2 EL Weinessig, 10 Stängel Petersilie mit Blättern

Zubereitung: Petersilie und Wein 5 Minuten bei mittlerer Wärmezufuhr kochen, dann Honig und Weinessig hinzufügen und weitere 5 Minuten kochen. Die Flüssigkeit in kleine saubere Flaschen füllen – den Schaum vorher abschöpfen. 4 mal täglich 1 EL nach den Mahlzeiten oder bei Bedarf einnehmen.

Bewährte Hausmittel

Kaltwasser-Anwendungen

Können bei nervösen Herzbeschwerden verblüffende Heilerfolge erzielen. Bitte unbedingt vorher Rücksprache mit dem Hausarzt nehmen! Eine dreiwöchige Kur sieht folgende Anwendung vor: Während der ersten Woche werden Arme und Beine täglich mit kaltem Wasser intensiv gewaschen, am besten begossen. Während der zweiten Woche wird angeraten, für eine Minute in eine mit kaltem Wasser gefüllte Wanne oder in ein Fass zu steigen und die Arme in das kniehohe Wasser einzutauchen. Während der dritten Woche setzt man sich für eine Minute in das kalte Wasser.

Ebereschen-Konfitüre

Medizin mal ganz lecker! Die Früchte der Eberesche haben auch herzstärkende Eigenschaften. Jedoch bevor die Beerenfrüchte geerntet werden können, sollten sie erst durchgefroren sein. Dann weisen sie das verführerischste Aroma auf. Wer nicht bis zum Frost warten möchte, kann die Früchte, sobald sie leuchtend orangerot gefärbt sind, ernten und für ein paar Stunden in der Gefriertruhe durchfrieren lassen. Dann kann eine Konfitüre daraus bereitet werden, die den Brotaufstrich zur Medizin oder umgekehrt werden lässt.

Übrigens: Wohlgerüche können sich positiv auf das vegetative Nervensystem auswirken. Die ledrigen Blätter des Zwergrhododendron getrocknet und zusammen mit Bergwacholder verräuchert, sind in der tibetischen Heilkunde für ihre herz- und kreislaufanregende Wirkung bekannt. Ferner wirkt der Geruch auch auf das Gemüt und beseitigt wirkungsvoll Beklemmungsgefühle und Angstzustände.

Die Blätter des oft in Vorgärten anzutreffenden Zwergrhododendrons können nur verwendet werden, wenn sie nicht durch chemische Pflanzenpflege und Autoabgase verunreinigt wurden. Im Handel kann der Räucherstoff unter der Bezeichnung Lawudo-Räuchermischung bezogen werden.

Was Pfarrer Kneipp empfiehlt

Alle Formen von nervösen Zuständen verlangen den Baldrian. Zur Stärkung und Regulierung des Nervensystems sollten täglich Tee oder Tinktur über einen Zeitraum von zwei bis drei Wochen eingenommen werden.

Erste Hilfe für die Seele

Keine Freude am Leben? Nichts läuft wie geplant? Hektik diktiert den Rhythmus des Lebens? Lernen Sie, sich an den kleinen alltäglichen Dingen zu erfreuen. Das Leben ist in Wahrheit das Schönste, das Sie besitzen dürfen!

Eine Herzkrankheit, die eigentlich keine ist, und die den Betroffenen dennoch fürchterlich zu schaffen macht: Liebeskummer.

Doch auch gegen Liebeskummer ist ein Kräutlein gewachsen, genau gesagt sind es mehrere Kräuter, die in einer guten Zusammenstellung die zahlreichen Beschwerden dieses „Krankheitsbildes" erheblich mindern.

Liebeskummer-Tee (für Erwachsene)

Zutaten: 1 EL Rosenlikör, 1 EL Himmelschlüssellikör, 1 EL Kalifornischer Mohn, getrocknet, 1 Hand voll Borretschblüten, 1 Hand voll Dost, getrocknet, 8 Gewürznelken, 1 cm großes Stück einer frischen Ingwerwurzel

Zubereitung: Ingwer, Nelken, Mohn und Dost in 1 l kaltem Wasser aufsetzen und 5 Minuten lang bei mäßiger Wärme köcheln, dann die Borretschblüten hinzufügen und weitere 5 Minuten köcheln. Vor dem Abseihen mindestens 20 Minuten ziehen lassen. Hat der Tee Trinktemperatur erreicht, wird auf 1/4 l 1 TL Rosenlikör und 1 TL Himmelschlüssellikör gegeben. Langsam trinken. Vor dem Schlafengehen kann bei Bedarf auch die doppelte Dosis der Liköre zugefügt oder aber es können zwei Tassen getrunken werden.

Heilanwendungen

Eine Erkältung ist im Anzug

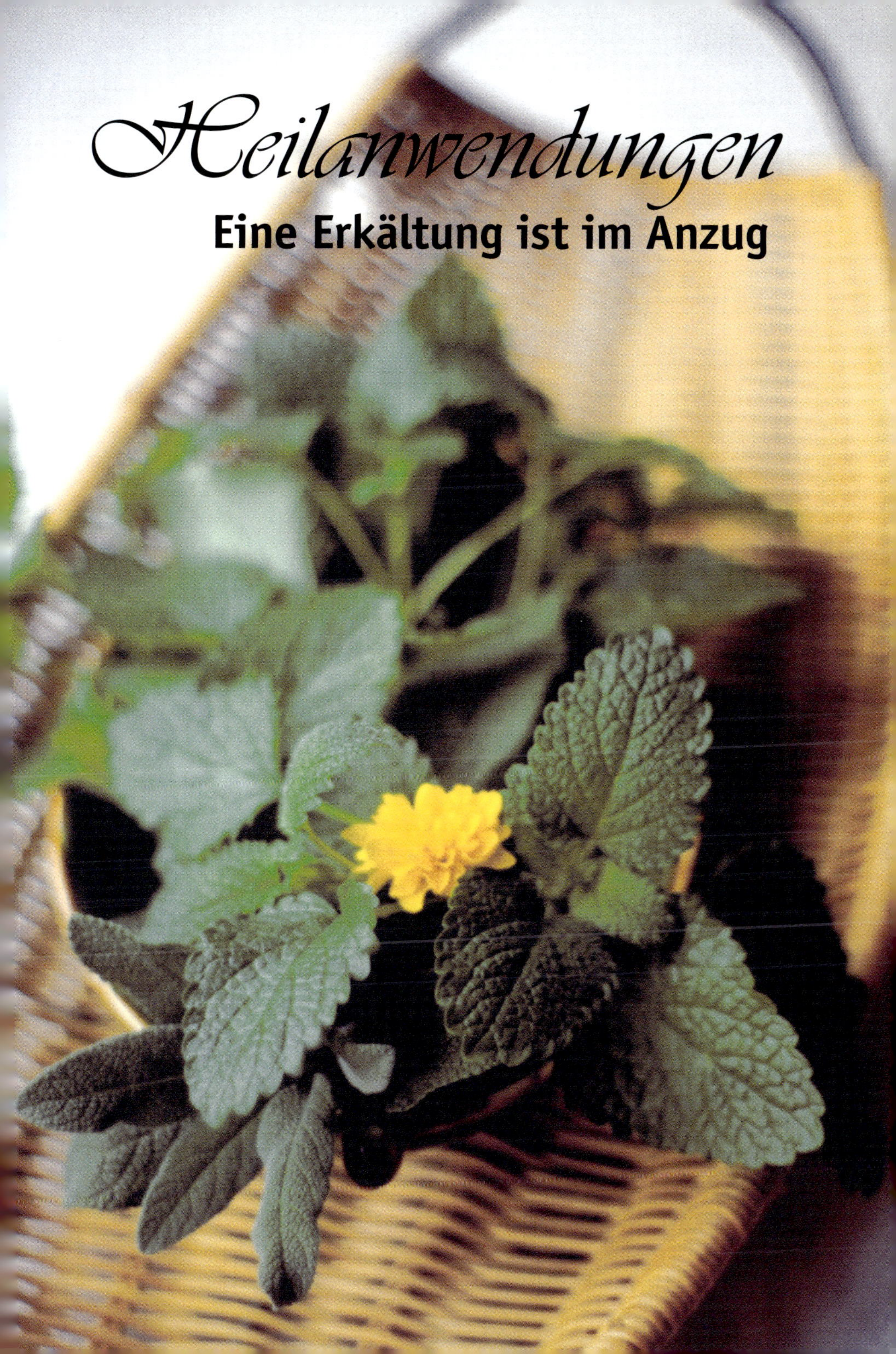

Eine Erkältung ist im Anzug

Ehe man richtig Notiz nimmt, hat sie sich meistens schon festgesetzt. Auf einmal ist Schlafen die Lieblingsbeschäftigung überhaupt. Natürlich kommt die Erkältung im unpassenden Moment; ein Kindergeburtstag oder eine Dienstreise stehen unmittelbar bevor. Verlockend könnte in einer derartigen Situation der Griff zum Antibiotikum sein, wenn man die zahlreichen Nebenwirkungen vergessen will. Wer sich davor scheut, kann auch mit sehr gut verträglichen Hausmitteln einer Erkältung wirkungsvoll begegnen.

Mögliche Ursachen

Sie resultieren in erster Linie aus einer gravierenden Schwächung des Immunsystems, was viele Ursachen haben kann. Nicht selten fehlt es zudem auch an einem gesunden Maß nötiger Abhärtung.

Was tun?

Vitamine, Vitamine, Vitamine! Dieses Gebot kann nicht oft genug wiederholt werden. Am besten eine ordentliche Portion Vitamin C! Das bringt die Abwehrkräfte auf Vordermann. Jedoch sollte immer das natürliche Vitamin der künstlichen Variante vorgezogen werden.

Gezieltes Schwitzen wirkt jetzt wahre Wunder! Im Verlauf einer Schwitzkur öfter die Wäsche wechseln sowie den Körper gründlich waschen. Eine Massagebürste tut dabei gute Dienste. Erst wenn die Haut sich rötet, wird sie richtig durchblutet und Giftstoffe können den Körper verlassen. Deshalb sollte auf chemische Waschzusätze oder ein Einfetten gänzlich verzichtet werden.

Das Schwitzen kann durch den bewährten Lindenblüten-Tee angekurbelt werden. Außerdem wird die Temperatur dadurch gesenkt.

Auf warme Füße achten. Eventuell ein ansteigendes Fußbad bereiten.

Ausreichend trinken.

Während einer Infektion am besten nur leicht verdauliche Nahrungsmittel zu sich nehmen, um dem Organismus weitere Belastungen zu ersparen. Nach Möglichkeit auch auf Reizstoffe verzichten.

Bei Anfälligkeiten sollte im Vorfeld vermehrt Brennnessel konsumiert werden. Hierzu besteht von März bis Oktober/November reichlich Gelegenheit.

Brennnesseln können auch in einem entsprechend großen Pflanzgefäß auf dem Balkon in der Stadt gezogen werden.

Kräuteranwendung

- Brennnessel
- Gänseblümchen
- Holunderblüte
- Lindenblüte
- Quendel
- Schafgarbe
- Schwarze Johannisbeere
- Thymian

Die Kräuter können gut miteinander gemischt werden!

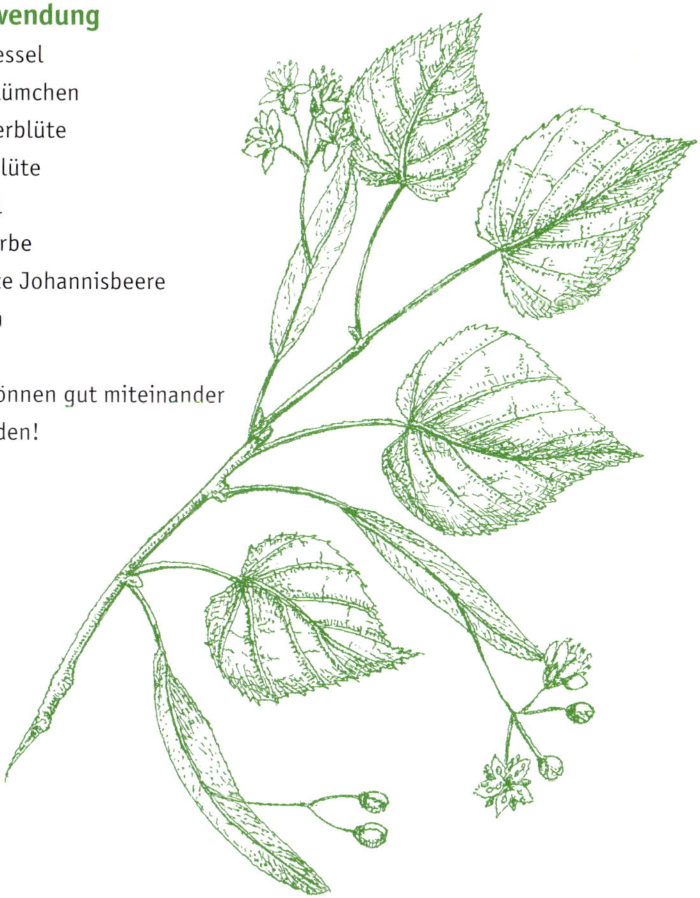

Linde

Brennnessel-Tee

1 EL trockenes Kraut mit 1/4 l kochendem Wasser überbrühen. 10 Minuten ziehen lassen. Mehrere Tassen täglich über einen längeren Zeitraum; auch zur Prophylaxe, trinken.

Brennnessel-Erkältungssuppe

Viel zu schade zum Wegwerfen sind frisch geschnittene Brennnesseln. Deswegen mal einen Erkältungs-Tee als Suppe. Ideal für die ganze Familie bei schlechtem Wetter!

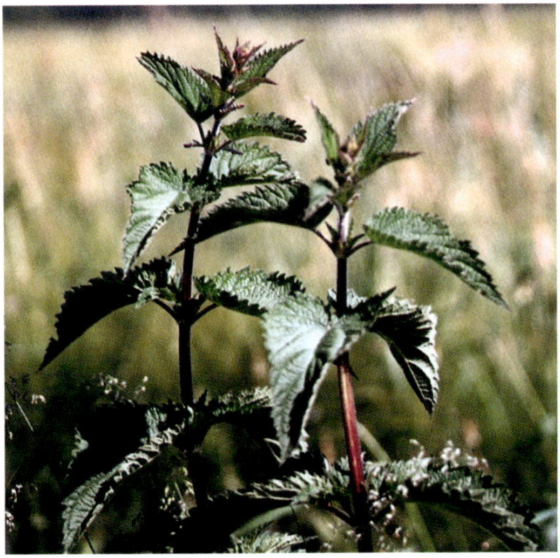

Zutaten: Pro Person reichlich 2 Hand voll frische Brennnesseln, 1 Hand voll Giersch, 1 Hand voll Gänseblümchen, 1 Zwiebel geschält und fein gewürfelt, 1 Knoblauchzehe, 1 EL Butter, 1 Hand voll Löwenzahn, gewaschen und fein gewiegt, 1/4 l Gemüsebrühe, 1 Semmel gewürfelt und in etwas Butter gebräunt – oder ein Toast, ebenfalls in etwas Butter gebräunt, 1 Ei, Salz, Pfeffer, Muskatnuss.

Zubereitung: Die Zwiebelwürfel in der Butter in einem Topf glasig dünsten, gewaschene und gewiegte Brennnesseln nebst dem ebenso behandelten Giersch zugeben, schwach salzen und etwa fünf bis sieben Minuten zugedeckt bei starker Hitze köcheln lassen. Dann mit der Brühe ablöschen und die Suppe kurz aufkochen lassen. Mit dem verquirlten Ei die Suppe abziehen und mit den Gewürzen abschmecken, den frischen Knoblauch durch die Knoblauchpresse drücken. Den feingewiegten Löwenzahn zusammen mit den feingewiegten Gänseblümchen kurz vorm Servieren einstreuen und unterrühren. Die Suppe mit den gerösteten Semmelwürfeln servieren. Gute Besserung!

Übrigens: Diese Erkältungssuppe kann auch prophylaktisch genossen werden.

Gänseblümchen-Tee

Das Gänseblümchen wurde schon früher gern bei Bronchialverschleimungen und Erkältungsbeschwerden verwendet. Außerdem wirkt es blutreinigend.

Für einen Tee wird 1 TL getrocknete Droge mit 1 Tasse kochendem Wasser überbrüht. 10 Minuten ziehen lassen. 3 mal täglich 1 Tasse trinken.

Holunderblüten-Milch

Das Schwitzmittel überhaupt! Anstelle Wasser wird jedoch Milch verwendet. Es wird 1 Hand voll getrocknete Blüten mit 1 l kochender Milch überbrüht. Zugedeckt 1/2 Stunde ziehen lassen.

Wer nicht so heftig schwitzen mag, nimmt anstelle der Milch Wasser und verfährt genauso.

Holunderblüten-Pudding

Kränkelnden Kindern kann diese Medizin auch als äußerst schmackhaftes „Dessert" serviert werden.

Nach Vorschrift wird hierfür ein etwas sämiger Pudding aus einem Teil der Holunderblüten-Milch gekocht. Anstelle des Zuckers kann Honig verwendet werden. Der sollte allerdings erst eingerührt werden, wenn die Temperatur des Desserts deutlich unter 40 °C gesunken ist. Zusammen mit Zwieback ist dieser Pudding nicht nur für die Kleinen interessant.

Lindenblüten-Schafgarben-Tee

Lindenblüten zusammen mit Schafgarbe sind die ideale Kombination bei aufziehender Erkältung. Auf 1/4 l kochendes Wasser kommen je 1 EL trockene Droge. Zugedeckt 15 Minuten ziehen lassen. 3 Tassen täglich trinken.

Quendel-Tee

Die Wildform des Thymians, von der Theodor Storm berichtete, dass um Bad Heiligenstadt ganze Hügel damit überwachsen waren.

Auf 1 Tasse kochendes Wasser kommt 1 TL getrocknete Droge. 5 Minuten zugedeckt ziehen lassen. 3 Tassen täglich trinken.

Schwarzer Johannisbeerblätter-Tee

Reich an Vitamin C wirkt dieser nicht jedermann schmeckende Tee harn- und schweißtreibend. Zur Geschmacksverbesserung empfiehlt sich etwas Honig. 1 TL auf 1 Tasse kochendes Wasser. Mehrmals täglich trinken.

Thymian-Tee

Wird die Gartenpflanze verwendet, empfiehlt sich 1 EL trockene Droge auf 1 l Wasser. Die Droge wird mit kochendem Wasser gebrüht und muss vor dem Genuss 1/4 Stunde zugedeckt ziehen. Täglich mehrere Tassen trinken.

Daneben können auch Säfte wahre Wunder wirken

- Schwarzer Johannisbeersaft
- Holunderbeerensaft

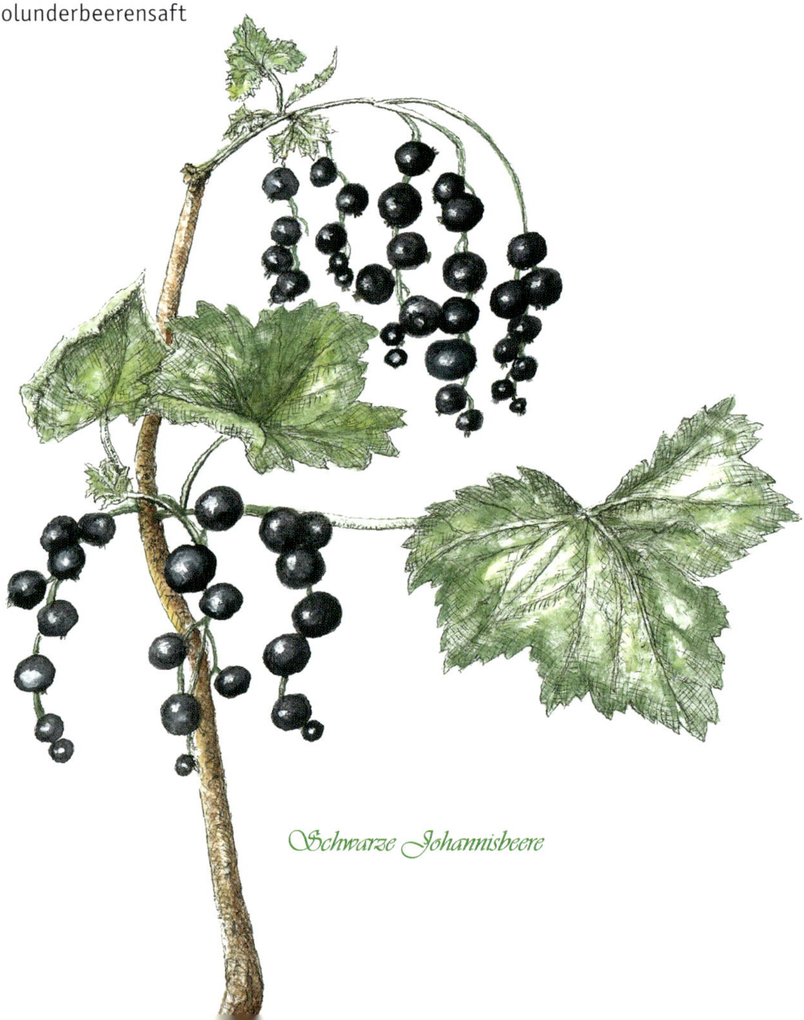

Schwarze Johannisbeere

Bewährte Hausmittel

- Senf-Fußbad
- Runkelrüben-Hustensaft
- Zwiebel-Umschlag
- Zwiebel-Hustensaft

Eine Erkältung hat viele Symptome. Neben Unwohlsein und Mattigkeit treten in der Regel Fieber, Husten, Schnupfen und kalte Füße auf. Bei kalten Füßen hilft rasch und zuverlässig ein

Senf-Fußbad

Nicht entöltes Senfmehl kann in der Apotheke erworben werden. In einer Schüssel warmen Wassers – nicht über 40 °C – werden 3 gehäufte EL Senfmehl eingerührt. 20 Minuten Badedauer. Wenn gleichzeitig mit einem Duftpotpourri ein entspannendes Ambiente geschaffen wird, kann so ein Erkältungsfußbad Körper und Seele gut tun.

Runkelrüben-Hustensaft

Essen kann man die gemeinen Runkelrüben nur schwer, werden doch schon wenige Bissen reichlich bitter im Mund. Jedoch als Hustenmittel – übrigens auch für unsere vierbeinigen Freunde, z.B. Arbeitspferde – leistet die Runkelrübe Beachtliches.
Man nehme 1 Runkelrübe und 1 reichliche Hand voll Kandiszucker. Die gereinigte Runkelrübe wird ein wenig ausgehöhlt und der Kandiszucker in den Hohlraum eingefüllt. Über Nacht stehen lassen. Der gebildete Rübensaft ist ein hervorragendes, zudem wohlschmeckendes Antihusten-Mittel.

Übrigens: Die zarten Blätter der jungen Rübenpflanze ergeben einen äußerst leckeren, zudem gesunden Salat!

Zwiebel-Umschlag

Bei Fieber einen Zwiebel-Umschlag aus frischen gehackten Zwiebeln auf den Fußsohlen befestigen. Hierfür werden je nach Fußgröße 6 bis 8 Zwiebeln geschält und gehackt. Den Umschlag wie beim Halswickel (siehe S. 41) anlegen.
Sollte jedoch ein starkes Brennen der Füße einsetzen, muss der Umschlag entfernt werden; nötigenfalls ist der Zwiebelsaft von den Fußsohlen abzuwaschen.

Zwiebel-Hustensaft gegen Reizhusten

Hierfür 1 kg Zwiebeln, 1 l Wasser, 200 g Honig, 700 g Zucker verwenden. Die Zwiebeln schälen, zerkleinern und etwa 1/2 Stunde bei schwacher Hitze kochen. Nach dem Erkalten den Saft herausfiltern. Unter Zugabe von Zucker und Honig unter stetem Rühren bei schwacher Hitze den Saft einkochen, bis er eine sirupähnliche Konsistenz erreicht. Heiß in eine verschließbare saubere Flasche füllen. Bei Bedarf wird nach jeder Mahlzeit die Einnahme von 1 EL Hustensaft empfohlen.

Übrigens: Trockenem Husten kann auch wirkungsvoll durch Inhalieren eines Wildpflanzen-Potpourris begegnet werden, wie es aus einem alten Kräuterbuch zu entnehmen ist: „Den trucknen Husten zu vertreiben: Nimb Chamillenblumen (Kamillenblüten) zwo Handvoll/rote Rosen/Quendel/jedes ein Handvoll/lass mit einander in Wasser sieden/ und empfahe den Dampff in die Nasen." (Quelle unbekannt)

Wohlfühldüfte

Besonders wirksam sind Räucherungen mit Lärchenharz. Sie desinfizieren das Wohnumfeld, sodass Ansteckungen weiterer Familienmitglieder erschwert werden. Doch auch der angenehme Duft der Pfefferminze, die gern mit etwas Kampfer oder Zitronengras gemischt werden kann, hält den Kopf frei und wirkt vitalisierend.

Was Pfarrer Kneipp empfiehlt

Ein ansteigendes Fußbad ist jetzt genau das Richtige! Eine ordentliche Hand voll Salz rundet das Badevergnügen ab. Begonnen wird im angenehm warmen Bereich. Alle 5 Minuten wird heißes Wasser dem Fußbad zugegeben. Solange fortführen, bis sich die Füße röten und das Wärmeempfinden beinah ins Schmerzhafte geht. Jetzt verbleiben die Füße für etwa 10 Minuten – wer es verträgt, kann weiter etwas heißes Wasser hinzufügen – im Fußbad. Danach werden die Füße nur leicht abgetupft und es geht für wenigstens eine halbe Stunde ins Bett.

Erste Hilfe für die Seele

Wer tagtäglich viel erledigen muss, der braucht eine Auszeit! Eine Erkältung verhilft dem überforderten Körper und Geist dazu, einfach einmal „faul" zu sein, nur an sich zu denken.
Also: In Zukunft nicht immer alles alleine machen wollen!

Heilanwendungen

Bei rheumatischen Beschwerden

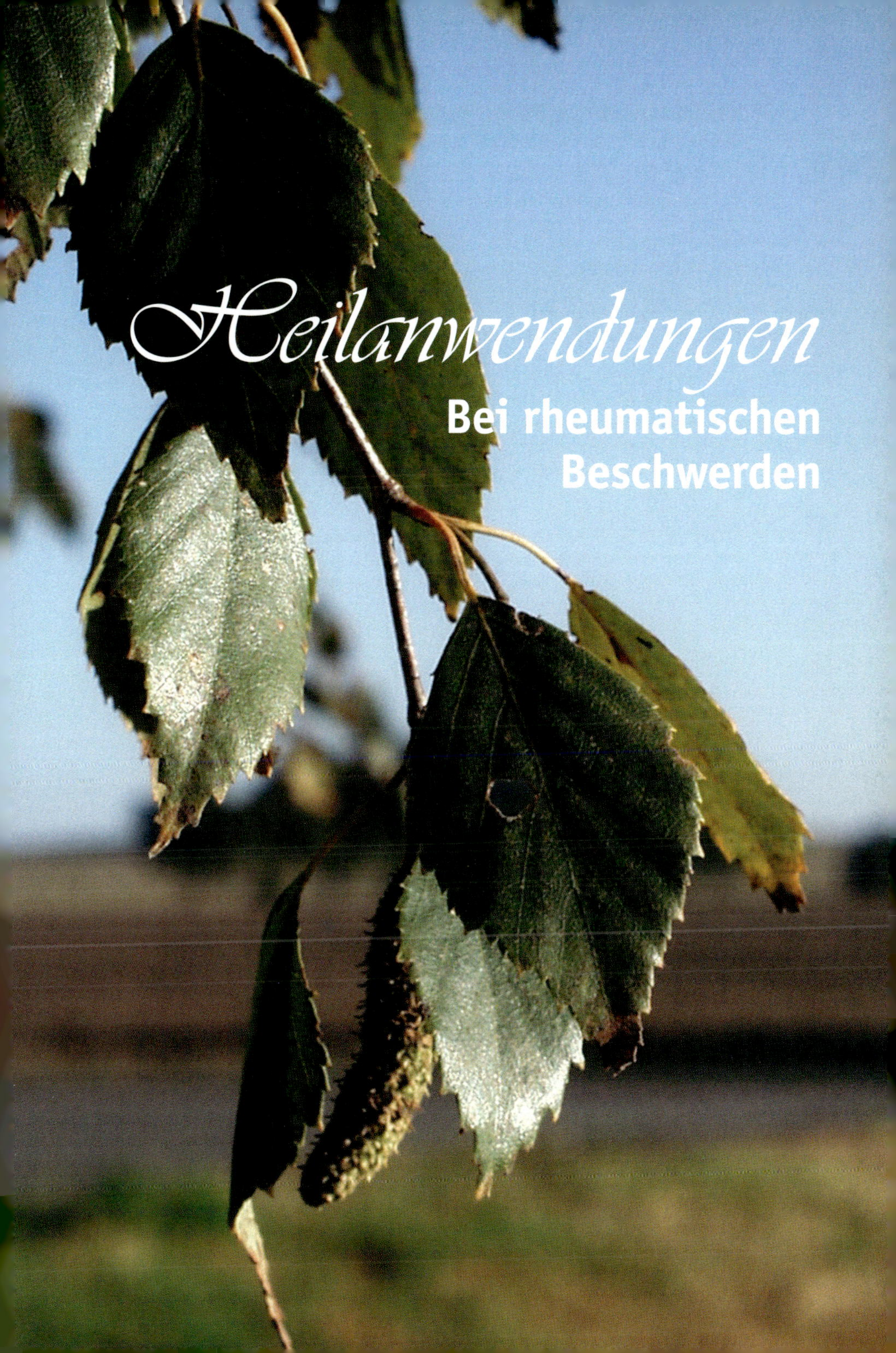

Bei rheumatischen Beschwerden

Das „Zipperlein“ – manch einer kennt diesen Ausdruck vom Hörensagen, manch anderer hat selbst schon schmerzhafte Erfahrung damit machen müssen. Denn wenn es im Rücken zieht oder sonst wo in den Gelenken schmerzhaft knackt und reißt, heißt es: Dich hat das Zipperlein erwischt! Ischiasbeschwerden, Hexenschuss, Rheumatismus und Gicht werden gern mit diesem Ausdruck bezeichnet. Früher sprachen die Ärzte von den „77erlei Gichten“. Aber ganz egal welchen Namen diese Beschwerden führen: Sie sind grundsätzlich äußerst unangenehm und engen die Beweglichkeit bis hin zur völligen Unbeweglichkeit ein. Und wer kann sich mit derartigen Beschwerden noch wohl fühlen?

Mögliche Ursachen

Die Anlagen für rheumatische Beschwerden werden größtenteils vererbt. Selbst Kinder leiden häufig unter den Auswirkungen dieser Krankheit.

Die Beschwerden jedoch müssen erst ausgelöst werden: der länger anhaltende Einfluss kühler, feuchter Witterung spielt hierbei oft eine große Rolle.

Ebenfalls können die „Sünden des Alltags“ Auslöser sein. Bei Anfälligkeit für Rheuma kann sich besonders eine falsche Ernährung äußerst negativ auf den Krankheitsverlauf auswirken.

Geschwollene Gelenke, von Fieberschüben begleitet, müssen unverzüglich einem Arzt vorgestellt werden!

Was tun?

An erster Stelle steht bei Anfälligkeit für rheumatische Beschwerden die Abhärtung. Jedoch sollte hierbei mit aller Vernunft vorgegangen werden, damit die Beschwerden nicht gerade dadurch erst ausgelöst werden.

Das Warmhalten der empfindlichen Körperpartien wird von vielen Betroffenen als angenehm empfunden. Doch auch eine gezielte Kälteeinwirkung kann sich als sehr hilfreich erweisen.

Die Ernährung ist zu überdenken. Eine Lebensweise, die mit wenig Fleisch und Wurst auskommt, ist auf jeden Fall vorteilhaft.

Der Stoffwechsel sollte tüchtig angekurbelt werden – viel trinken, damit der Körper Giftstoffe ausscheiden kann.

Kräuteranwendungen

- Birken-Schwitzbad
- Farnkraut-Kompressen
- Meerrettich-Kur
- Löwenzahn
- Römische Kamille
- Meerrettich
- Pfefferminze
- Wacholder
- Wurmfarn

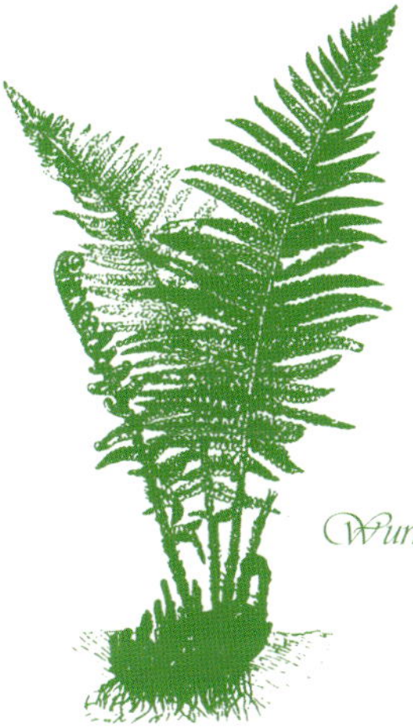
Wurmfarn

Birken-Schwitzbad

Beinah vergessen sind die Heilmethoden der Naturvölker. Jedoch wird ihre Wirksamkeit von der modernen Wissenschaft inzwischen nachgewiesen. Noch nicht wissenschaftlich geklärt ist die Heilwirkung eines „Birken-Schwitzbades", doch die Zigeuner und die Völker des hohen Nordens schwören darauf.

Zur Behandlung rheumatischer Erkrankungen wird ein „Bett" aus den Blättern und jungen Zweigen der Birke bereitet. Dort hinein wird der unbekleidete Kranke gebettet und mit Birkenlaub und –reisig zugedeckt. Je mehr Blätter und Zweige, desto besser. Die Heilwirkung setzt mit dem Schwitzen ein.

Nicht ganz so umständlich ist ein **Birkenbad**. Hierfür werden ebenfalls Blätter und junge Zweige der Birke verwendet. Eine ausreichende Menge (für ein Vollbad ca. 2-3 kg) wird in einen Topf gegeben und über Nacht in kaltem Wasser angesetzt. Das Wasser zusammen mit dem ausgepressten Birkenlaubwasser dem warmen Badewasser zusetzen. Eine gute halbe Stunde Badedauer, dann ins Bett, gut zudecken und entspannen.

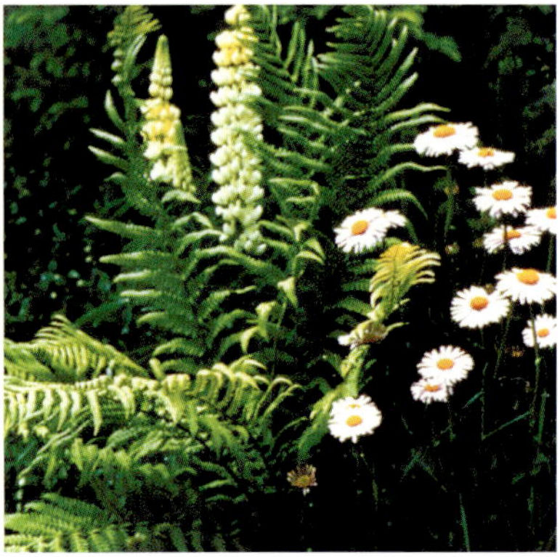

Farnkraut

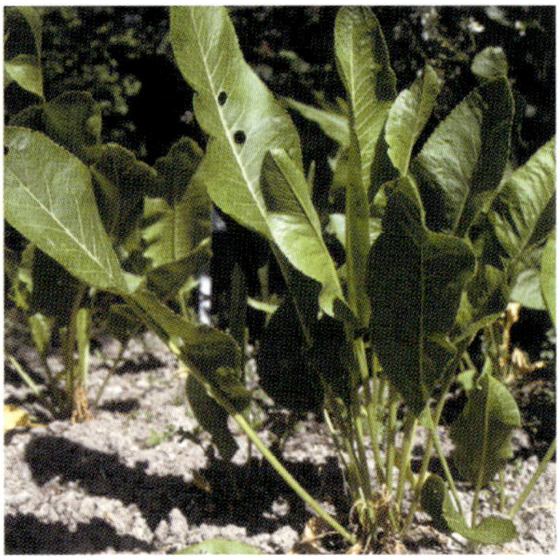

Meerrettich

Farnkraut-Kompressen

Frische Wedel des Wurmfarns werden bei Ischiasbeschwerden und Hexenschuss auf die betreffenden Partien wie ein Pflaster aufgelegt und ein wenig fixiert. Schon nach kurzer Zeit nehmen die Beschwerden deutlich zu. Das geht rasch vorüber. Danach beginnt die spürbare Besserung.

Wurmfarn-Fußbad

Es wird bei rheumatischen Beschwerden der Füße und Zehen empfohlen. Geeignet hierfür sind die getrockneten und zerkleinerten Wedel des Wurm- und Königsfarns. Auch der Adlerfarn ist geeignet. Die Wedel werden im Sommer gesammelt und an einem schattigen Platz zum Trocknen ausgebreitet. Auf 1 l kaltes Wasser werden 3 Hand voll getrocknete Droge gegeben. 5 Minuten sprudelnd kochen, dann für weitere 15 Minuten bei mittlerer Hitzezufuhr ziehen lassen. Den Absud dem Fußbadewasser zufügen und zweimal täglich die Füße darin baden.

Übrigens: Dieses Bad eignet sich auch bei Krampfadern. Und bei Zahn- oder Ohrenschmerzen kann ein mit getrocknetem Farnkraut gefülltes Kissen den Schmerz lindern oder gar vertreiben und zudem durch Erkältung verursachte Gehörprobleme beseitigen.

Meerrettich-Kur

Kaum zu glauben, aber auch Meerrettich kann die Beweglichkeit steifer Gelenke verbessern. Hierfür muss er gegessen werden. Über einen Zeitraum von wenigstens vier Wochen wird eine derartige Kur empfohlen. Täglich sind 2 EL der geriebenen und mit Olivenöl vermengten scharfen Wurzel zu verzehren, und zwar regelmäßig morgens und abends. Am besten zusammen mit einem schmackhaften Vollkornbrot. Dann wird diese Medizin – durch das Olivenöl verliert sich die Schärfe – zur Delikatesse!
Einreibungen mit einem Kamillenblüten-Öl ergänzen die Kur sehr vorteilhaft.

Doch auch der Genuss diverser Kräutertees kann rheumatische Beschwerden mindern. Birke, Kamille, Pfefferminze und Schlüsselblume ergeben wirksame Tees, die auch wunderbar miteinander gemischt und problemlos über einen längeren Zeitraum getrunken werden können.

Birkenblatt-Tee

Birke spült den Organismus durch und kann Ablagerungen im Körper beseitigen. Verwendet werden die getrockneten Blätter der Hängebirke. Auf 1 l kochendes Wasser werden 4 EL getrocknete Droge gegeben. Der Tee sollte 5 Minuten sprudelnd kochen und 10 Minuten bei mäßiger Wärmezufuhr ziehen. Um eine optimale Wirkung zu erzielen, sollten 3 Wochen lang 3 Tassen täglich getrunken werden. Bitte daran denken, während dieser Zeit den Körper zusätzlich mit Mineralstoffen zu versorgen!

Kamillen-Tee

Kamille mit ihren entzündungshemmenden Eigenschaften kann Entzündungsherde im Körper zum Ausheilen bringen. Verwendet werden die getrockneten Blüten. Auf 1 l kochendes Wasser werden 4 EL Droge gegeben. Die Kamillen 5 Minuten aufkochen und vor dem Genuss 15 Minuten bei mäßiger Wärmezufuhr ziehen lassen. Diesen Tee über den ganzen Tag verteilt am besten schluckweise zu sich nehmen.

Übrigens: In einer Thermoskanne bleibt er über einen längeren Zeitraum wohl temperiert. Äußerlich kann bei Schwellungen und Rötungen der Gelenke dieser Tee unterstützend als Einreibemittel verwendet werden.

Pfefferminz-Tee

Der Pfefferminze wird neben den magenstärkenden Eigenschaften auch eine schmerzstillende, entzündungswidrige und krampflösende Wirkung nachgesagt. Für die Bereitung eines Tees 1 EL getrocknete Droge mit 1/4 l kochendem Wasser überbrühen. Der Tee sollte vor dem Genuss wenigstens 10 Minuten zugedeckt ziehen. Über einen längeren Zeitraum mehrere Tassen täglich trinken.

Schlüsselblumen-Tee

Anders als bei den meisten anderen Teebereitungen werden für einen vorzüglichen Schlüsselblumen-Tee frische wohlriechende Schlüsselblumen verwendet.
Zur Bereitung 1 Hand voll frisch gepflückte Blüten mit 1/4 l kochendem Wasser überbrühen. Nach 15 Minuten wird der Tee abgeseiht und mit Zucker gesüßt.
Nicht nur bei rheumatischen Beschwerden ist dieser Tee unübertrefflich!

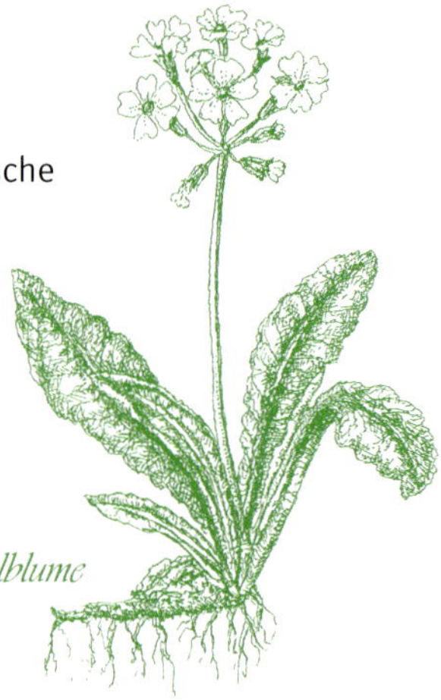

Schlüsselblume

Löwenzahnwurzel-Tee

Der Löwenzahn zählt zu den am häufigsten in der Volksmedizin verwendeten Pflanzen. Das Wirkspektrum der verschiedenen Pflanzenteile erstreckt sich auf eine ganze Reihe von Krankheitserscheinungen, unter anderem auch zur Besserung rheumatischer Beschwerden (weitere Verwendungsmöglichkeiten finden Sie bei den jeweiligen Krankheitsbildern).
Um die Beschwerden rheumatischer Erkrankungen zu mindern, wird im allgemeinen die Wurzel verwendet, obgleich Tee, Gemüse, Salat oder Frischsaft aus den Blättern bereitet den Stoffwechsel tüchtig anregen und unterstützend verwendet werden sollten. Die Wurzel sollte im Herbst ausgegraben, gereinigt, zerkleinert und getrocknet werden.

TIPP: Wird die zerkleinerte, getrocknete Wurzel im Backofen geröstet, kann sie anschließend vermahlen und gebrüht werden und ergibt auf diese Weise einen respektablen „Kaffee", der im Geschmack dem Zichorienkaffee ähnlich ist und eine milde Heilwirkung hat.

Für einen Tee verwendet man 1 EL getrocknete Wurzel auf 1/2 l kochendes Wasser. Die Wurzel wird kalt aufgesetzt, bei mäßiger Wärmezufuhr 5 Minuten geköchelt und sollte vor dem Genuss 1/4 Stunde gezogen haben.

Da die Wirkung erst nach Verwendung über einen längeren Zeitraum einsetzt, sollte der Tee am besten regelmäßig über Wochen und mehrmals täglich getrunken werden.

Kamillen-Bad

Ein Kamillen-Bad hilft wunderbar nach körperlicher Überanstrengung, wenn jeder Muskel und jeder Knochen im Leib gespürt wird. Außerdem entspannt es.

Nicht nur Kamillenblüten weisen besondere Heileigenschaften auf, sondern auch die grünen Pflanzenteile der Kamille. Für Waschungen oder Bäder werden diese zusammen mit den Blüten nach Vorschrift gekocht und verwendet. Gesammelt wird bei Sonnenschein die blühende Pflanze mitsamt des Krautes und an einem schattigen Ort in nicht zu starken Bündeln getrocknet.

Für ein Vollbad werden 4 Doppelhände Badekamillen (getrocknete Blüten und Stängel) 1/2 Stunde lang in 2 l Wasser zugedeckt bei mäßiger Wärmezufuhr geköchelt. Der Absud wird dem Badewasser zugesetzt.

Badedauer wenigstens 1/2 Stunde. Anschließend den Körper lediglich trockentupfen und dann relaxen.

Vorsicht: Kamillenblüten-Tee färbt die poröse Emaille älterer Wannen gelb!

Kamillen-Pflaster

Bei Schmerzen in überanstrengten Gelenken hilft ein Kamillen-Pflaster.

Hierfür wird Gerstenmehl mit kochendem Wasser überbrüht. Es soll ein Brei entstehen. Achtung – das Mehl quillt auf und das kochende Wasser sollte deswegen ein wenig über dem Mehl stehen. Abkühlen lassen. Hat der Brei eine angenehme Temperatur erreicht, wird Kamillenöl (am vorteilhaftesten ist hierfür die Römische Kamille) eingerührt. Auf 1/2 kg Brei kommen etwa 3 - 4 EL. Diesen Brei nun auf die nackte Haut des schmerzenden Gelenkes auftragen und mit einer Folie abdecken. Über die Folie eine wärmende Schicht aus Baumwolltüchern (Handtücher) wickeln, die mit Sicherheitsnadeln vorsichtig befestigt werden können.

Am besten über Nacht einwirken lassen. – Und am nächsten Morgen staunen...!

Pfefferminz-Tee

Der Tee aus dem frischen oder getrockneten Kraut der Pfefferminze hat erwärmende Eigenschaften. Diese sind bei rheumatischen Beschwerden besonders erwünscht, wenn Gelenke und Muskelpartien Wärme brauchen.

Übrigens: Pfefferminze wirkt leicht schmerzstillend.

Pfefferminz-Öl

Einreibungen mit dem Öl der Pfefferminze regen die Durchblutung an, wodurch die entzündeten Glieder oder Gelenke wiederum besser ernährt werden. Außerdem können durch die verbesserte Durchblutung Schlackestoffe abtransportiert und ausgeschieden werden. Um den Körper hierbei ein wenig zu unterstützen, sollte obendrein ein stoffwechselanregender Tee getrunken werden.

Obgleich das Pfefferminz-Öl im Handel erhältlich ist, kann es sehr gut selbst hergestellt werden. Für das Öl wird die echte Pfefferminze *(Mentha x piperita)* verwendet. Sie wird in der Blütezeit gepflückt, locker in ein fest verschließbares Glas (oder in eine Flasche) gefüllt. Ein gutes Öl wird aufgegossen, bis das Kraut bedeckt ist. Dann das Gefäß verschlossen wenigstens für vier Wochen an einen sonnigen Platz stellen. Danach das Öl filtrieren.

Übrigens: Mit diesem Öl können nicht nur schmerzende Gelenke kuriert werden. Wer mag, kann einen Salat damit verfeinern. Pfefferminz-Öl in Grillmarinaden gibt dem Grillgut eine absolut ***exotische Note!***

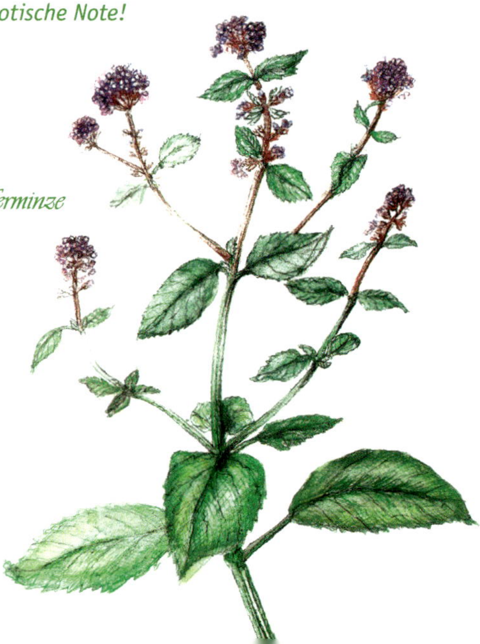

Wacholderbeeren-Bad

Die Wirkung des ätherischen Öls macht die Wacholderbeere bei rheumatischen Beschwerden und Arthritis interessant. Für ein Vollbad werden 2 Hand voll reife Wacholderbeeren in 2 l Wasser eine knappe Stunde gut zugedeckt gekocht. Der Absud wird dem Badewasser zugefügt. Die Badedauer sollte 1/2 Stunde nicht unterschreiten. Nach dem Bad wird der Körper nur leicht trockengetupft und in warme Saunatücher gewickelt. Anschließend Bettruhe von wenigstens 1/2 Stunde. Um ein befriedigendes Ergebnis zu erreichen, sollte ein derartiges Bad regelmäßig bereitet werden – mindestens jedoch dreimal in der Woche.

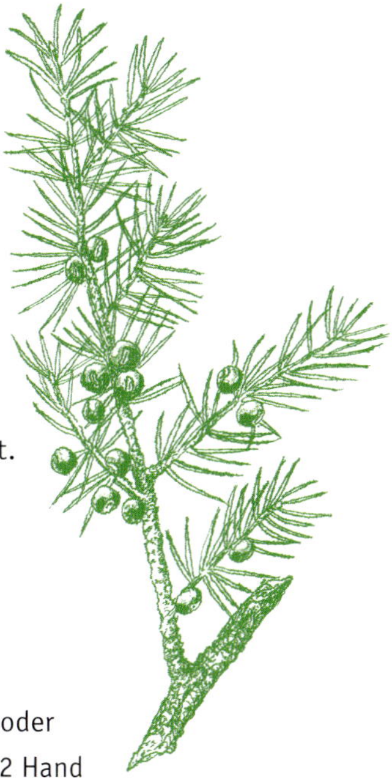

Wacholder

Kombiniert kann das Bad durch Zugabe von Kamille oder Liebstöckel (Maggikraut) werden. Hierfür entweder 2 Hand voll Badekamille (getrocknete Blüten und Stängel) oder 2 Hand voll Liebstöckel mit etwa 1 l kaltem Wasser aufsetzen und 1/2 Stunde kochen, dem Badewasser zusetzen. Der Zusatz von Kamille unterstützt die Heilung entzündlicher Prozesse, während das Maggikraut das Wohlfühl-Bad pur ist!

Was Kräuterpfarrer Künzle rät

Das beste Bett für Leute, die unter Krämpfen, Gliederweh, Rheumatismus und rheumatischem Kopfschmerz leiden, ist ein Sack gefüllt mit gedörrtem Farnkraut. Nach Rücksprache mit dem Förster kann eventuell eine entsprechende Menge im Wald gesammelt, im Schatten getrocknet und in einem Bezug als Bettunterlage verwendet werden.

Erste Hilfe für die Seele

Nach Auffassung **Hildegard von Bingens** kann Zorn mit seinen Folgen wie Stress, Ärger, Aufregung und Melancholie auslösendes Moment der Krankheit sein. Damit der Zorn erst gar nicht entstehen kann, empfiehlt sie das Tragen eines Chalzedon-Armbandes oder einer Kette aus diesem Stein.

Maria Treben empfiehlt bei einer Vielzahl Krankheiten die Verwendung der „Schwedenkräuter", so auch bei Rheumaschmerzen.

Morgens und abends 1 TL Schwedenkräuter im Kräutertee einnehmen und zusätzlich auf die schmerzende Stelle feuchte Tücher legen, je nach Beschwerden 2 bis 4 Stunden oder über Nacht.

Am einfachsten ist bei Umschlägen die Verwendung eines Wattebausches. Dieser wird mit Schwedenkräuter-Elexier getränkt und auf die betreffende Stelle aufgelegt. Darüber kommt ein Schutz gegen das Durchnässen (Frischhaltefolie, Plastiktüte o. ä.) und obenauf ein Frotteetuch.

Bei Hautreizungen dürfen die Anwendungen nicht über einen längeren Zeitraum ausgedehnt werden. Außerdem empfiehlt sich eine gründliche Hautpflege mit einer beruhigenden fettigen Creme.

Rezept „Kleiner Schwedenbitter" nach Maria Treben

Zutaten: 10 g Aloe oder Wermut, 5 g Myrrhe , 0,2 g Safran, 10 g Sennesblätter, 10 g Kampfer, 10 g Rhabarberwurzel, 10 g Zittwerwurzel, 10 g Manna, 10 g Theriakvenezian, 5 g Eberwurzwurzel, 10 g Angelikawurzel

Zubereitung: Die Kräuter sind in der Apotheke erhältlich und werden dort auf Wunsch gemischt. Diese Mischung wird in eine weithalsige 2-Liter-Flasche gefüllt und mit 1 1/2 l 40 %igem Korn oder Obstbrand aufgesetzt und an einem warmen Ort gelagert. Täglich schütteln. Nach zwei Wochen ist der Schwedenbitter gebrauchsfähig und kann auf eine kleinere Flasche abgezogen werden. Der Rest kann unbegrenzt auf den Kräutern verbleiben und bekommt durch die lange Lagerung eine höhere Wirksamkeit.

Ich kann diese Rezeptur nur wärmstens empfehlen. Das Wirkspektrum ist auch nach meinen Erkenntnissen sehr erstaunlich.

Heilanwendungen

Nieren und Blase sind entzündet

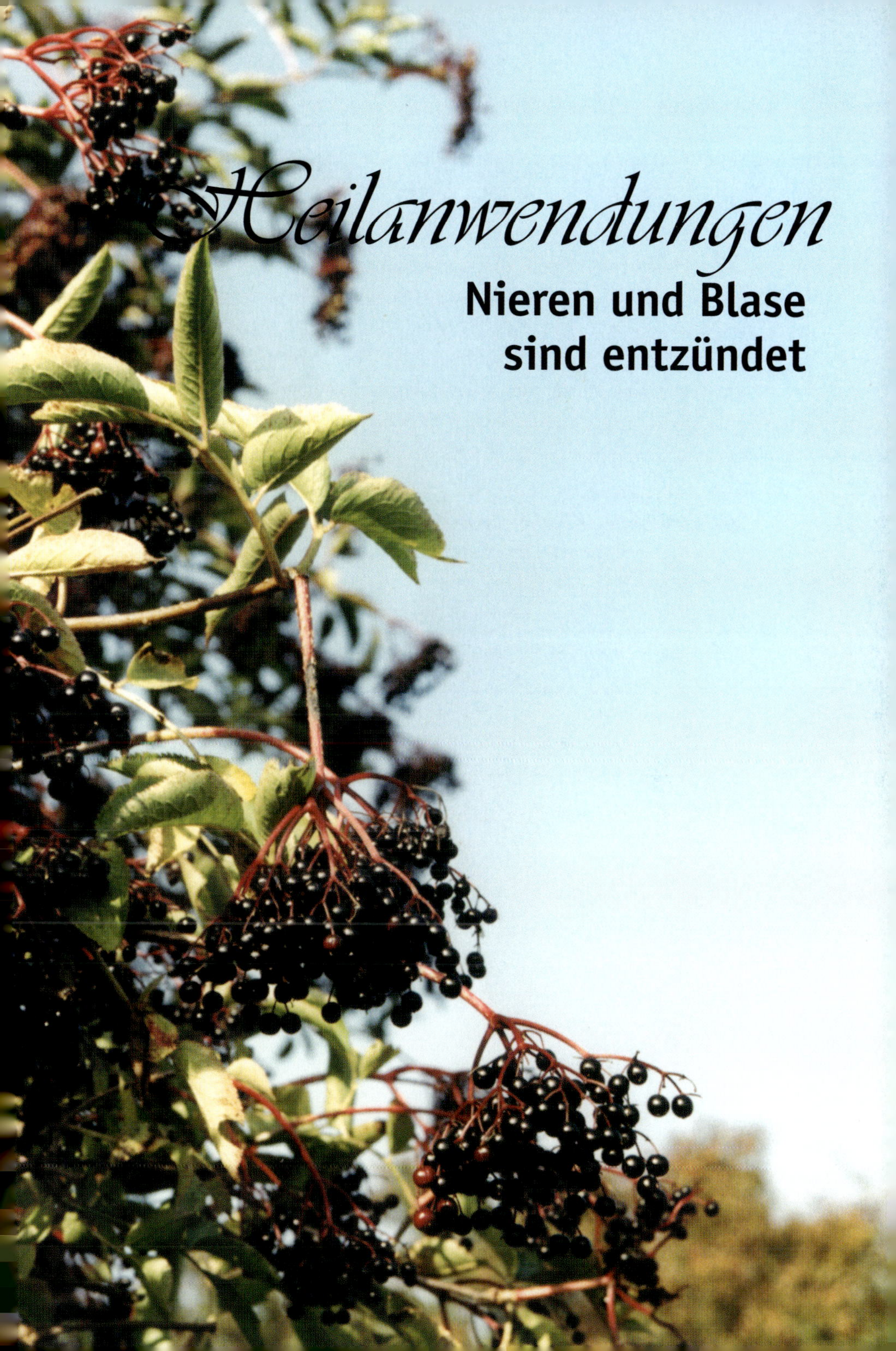

Nieren und Blase sind entzündet

Beschwerden der Harnwege treten relativ häufig auf und sind, solange sie einen akuten Charakter aufweisen, in der Regel unproblematisch in der Behandlung. Dies muss jedoch von einem Arzt diagnostiziert werden. Deshalb ist bei Beschwerden im Blasen- und Nierenbereich unbedingt ein Arzt aufzusuchen!

Mögliche Ursachen

Häufige Ursachen sind Erkältung und Unterkühlung, aber auch bakterielle Infekte können Auslöser sein.

Natürlich besteht bei öfter auftretenden Beschwerden eine Anfälligkeit, die auch vererbt werden kann. Treten Harnwegsinfekte öfter auf, sollte die Lebensweise überprüft werden: Mitunter wurde das Bad im See oder das erste Picknick im Grünen nicht vertragen.

Kalte Füße, ein kühler Windzug können genauso die Beschwerden auslösen.

Oder die Blase entleert sich nicht vollständig, dann siedeln sich Bakterien an, die ebenfalls schmerzhafte entzündliche Reaktionen hervorrufen.

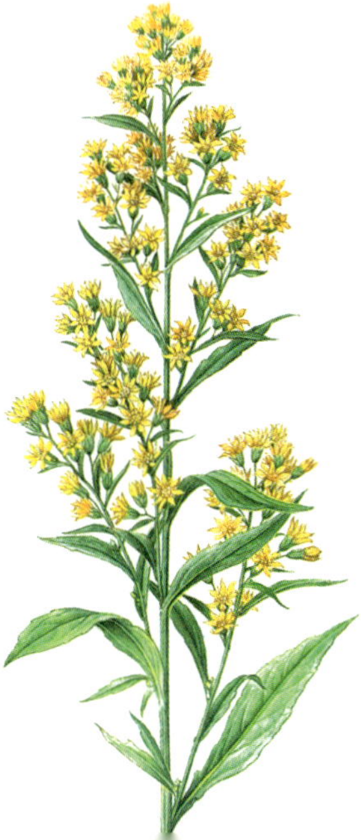

Goldrute

Was tun?

An erster Stelle bei Anfälligkeit kaltes Sitzen und Baden vermeiden, außerdem auf warme Füße achten!

Bei auftretenden Problemen sollte eine reizlose Kost eingehalten und viel Wasser oder Kräutertee getrunken werden.

Sitz- oder Dampfbäder wirken bei Beschwerden sehr wohltuend.

Entleert sich die Blase nicht richtig, sollte sie regelmäßig – und zwar bevor Beschwerden eintreten – gründlich durchgespült werden durch reichliches Trinken.

Kräuteranwendungen

- Birke
- Brennnessel
- Goldrute
- Hauhechel
- Holunder
- Zinnkraut / Schachtelhalm

Birkenblatt-Tee

Bei bakteriellen und entzündlichen Erkrankungen der Harnwege werden 2 TL getrocknete Birkenblätter mit 1/4 l kochendem Wasser gebrüht. Das Ganze 10 Minuten ziehen lassen und dann abseihen. Täglich am besten 3 Tassen mäßig warm trinken.

TIPP: Die gebrühten Birkenblätter nicht einfach wegwerfen, sondern über den Tag sammeln! Abends angewärmt und in einem Baumwolltuch auf die Blasengegend aufgelegt wirken sie sehr wohltuend.

Brennnessel-Tee

Auf 1/4 l kochendes Wasser werden 2 EL getrocknete Blätter gegeben. Zugedeckt 20 Minuten ziehen lassen. Dieser Tee sollte wenigstens viermal täglich und über einen längeren Zeitraum getrunken werden.

Brennnesselwurzel-Tee

Zum Durchspülen und Stärken. Die Wurzeln der Brennnessel werden gereinigt, zerkleinert und getrocknet. Für eine Abkochung 3 EL getrocknete Droge in 1/4 l kaltem Wasser aufsetzen, 5 Minuten bei mäßiger Wärmezufuhr köcheln, dann weitere 15 Minuten ziehen lassen. Wenigstens 4 Tassen täglich über einen längeren Zeitraum trinken.

Hauhechelwurzel-Tee

Es werden 2 EL gereinigte und getrocknete Wurzeln mit 1/4 l kaltem Wasser aufgesetzt und 5 Minuten bei mäßiger Wärmezufuhr geköchelt. Die empfohlene Tagesdosis liegt bei etwa 4 Tassen, die mäßig warm zu trinken sind.

Übrigens: Die jungen, noch dornlosen Triebe der Hauhechel können ebenfalls für einen blutreinigenden Tee verwendet werden. Dafür 2 EL getrocknete Droge mit 1/4 l kochendem Wasser überbrühen. Nach dem Abkühlen langsam trinken. Für eine Kur sollten täglich 3 Tassen über einen Zeitraum von 14 Tagen getrunken werden.

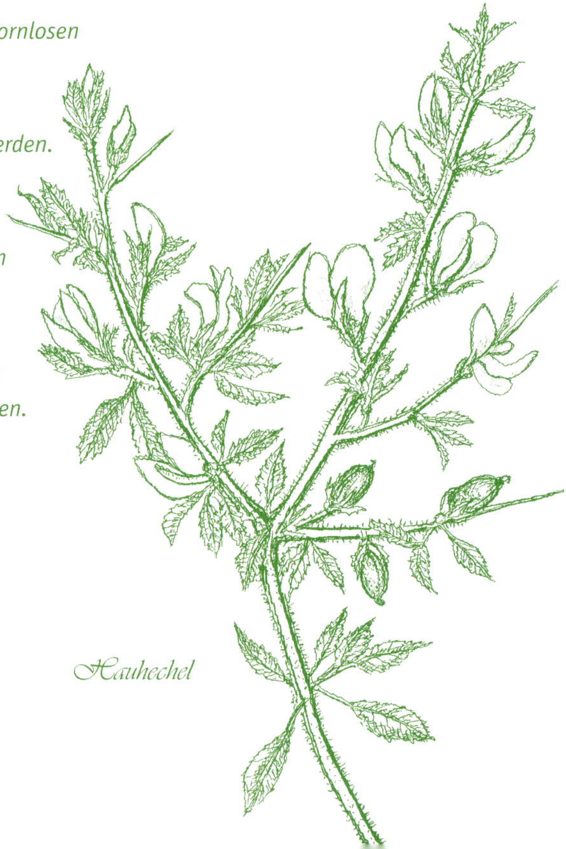

Hauhechel

Goldrute-Tee

Sehr wirksam ist das blühende Kraut der Goldrute – je höher der Blütenanteil, desto stärker ist der Effekt.

Auf 1/4 l kochendes Wasser kommt 1 EL getrocknete Droge. Der Tee sollte bei mäßiger Wärmezufuhr etwa 5 Minuten köcheln, dann vor dem Abseihen noch 1/4 Stunde ziehen. Die empfohlene Tagesdosis liegt bei 3 Tassen täglich.

Goldrute-Tinktur

Ein einfach herzustellendes Hausmittel, das bei Neigung zu Stein- und Griesbildung prophylaktisch genommen werden kann.

Die blühende Pflanze zerkleinern und für 8 Tage in reinen 95%igen Alkohol (in der Apotheke erhältlich) legen. Dann durch eine Filtertüte filtrieren und in eine Tropfenzählerflasche füllen. Zweimal täglich 20 Tropfen in Flüssigkeit gelöst.

Holunderrinde-Tee

Auf 1 1/2 l kaltes Wasser werden 2 Hand voll getrocknete und zerkleinerte Rinde gegeben. Diese bei mäßiger Wärmezufuhr solange köcheln, bis sich das Wasser auf ca. 1 l reduziert hat. Nach dem Auskühlen kann durchgeseiht werden. Die empfohlene Tagesdosis liegt bei 4-5 Tassen.

Daran denken: Dem Körper ausreichend Flüssigkeit (Mineralwasser) zuführen, damit der durchspülende Effekt einsetzen kann!

Zinnkraut-Tee (Schachtelhalm-Tee)

Viel hat die Evolution von diesen einst stattlichen Gewächsen nicht übrig gelassen. Dennoch strotzen die kleinen „Bäume" des Schachtelhalms geradezu vor Inhaltsstoffen, besonders bemerkenswert ist der Gehalt an Kieselsäure.

Für einen Tee wird 1 Hand voll getrocknete und zerkleinerte Droge in 1/2 l kaltem Wasser aufgesetzt und bei mäßiger Wärmezufuhr 1/2 Stunde geköchelt. Dann auskühlen lassen und abseihen. Bei Nieren- oder Blasenbeschwerden täglich vor den Mahlzeiten 1 Tasse langsam trinken.

Übrigens: Eine Kombination von Zinnkraut-Tee mit Sitz- oder Dampfbädern und Spaziergänge an frischer Luft sowie Sonnenbäder lassen Blasenbeschwerden rasch abklingen.

Bewährte Hausmittel

- Zinnkraut-Sitzbad
- Zinnkraut-Dampfbad
- Klebkraut-Salat
- Hauhechel-Gemüse

Beinah vergessen wurden Hausmittel wie Sitz- oder Dampfbad. Dabei wirken sie rasch, zuverlässig und ohne Nebenwirkungen und sind unproblematisch in der Anwendung.

Zinnkraut-Sitzbad

Für das Bad, das je nach Anatomie in einer handelsüblichen Schüssel oder Badewanne durchgeführt werden kann, werden 5 Hand voll zerkleinerte getrocknete Droge mit 1 l kaltem Wasser aufgesetzt, zum Kochen gebracht und bei mäßiger Wärmezufuhr 1/4 Stunde lang geköchelt. Der Absud wird dem Badewasser zugegeben. Die Badedauer sollte wenigstens 20 Minuten betragen, die Badetemperatur als angenehm empfunden werden.

Zinnkraut-Dampfbad

Es wird ein Sitzmöbel benötigt, das dampfdurchlässig ist. Es kann auch eine Konstruktion „Marke Eigenbau", wie beispielsweise ein Rost auf einem Eimer o. ä. sein. Für das Dampfbad selbst werden 5 Hand voll getrocknete Droge mit 1 l kaltem Wasser aufgesetzt und nach Vorschrift geköchelt. Der so vorbereitete Tee sollte etwas abkühlen, damit der Dampf keine Verbrühungen verursacht. Beim Sitzen über dem Dampf sollte eine bequeme Körperhaltung eingenommen werden. Mit einem Saunatuch wird das Entweichen des Dampfes verhindert. Auch hier wenigstens eine 20minütige Einwirkzeit einhalten.

Klebkraut-Salat

Auch die überraschend wohltuende, den Stoffwechsel anregende Wirkung des Ackerunkrautes Klebkraut/Klettenlabkraut geriet zu Unrecht beinah in Vergessenheit. Spätestens zehn Minuten nach der Ernte der Pflanzenteile wird die enge Verwandtschaft mit dem Waldmeister deutlich; Klebkraut duftet dann fruchtig verführerisch, mit einem Hauch von Waldmeister; und so schmeckt es auch! Für einen Salat werden die oberen Sprossentriebe geerntet und gereinigt.

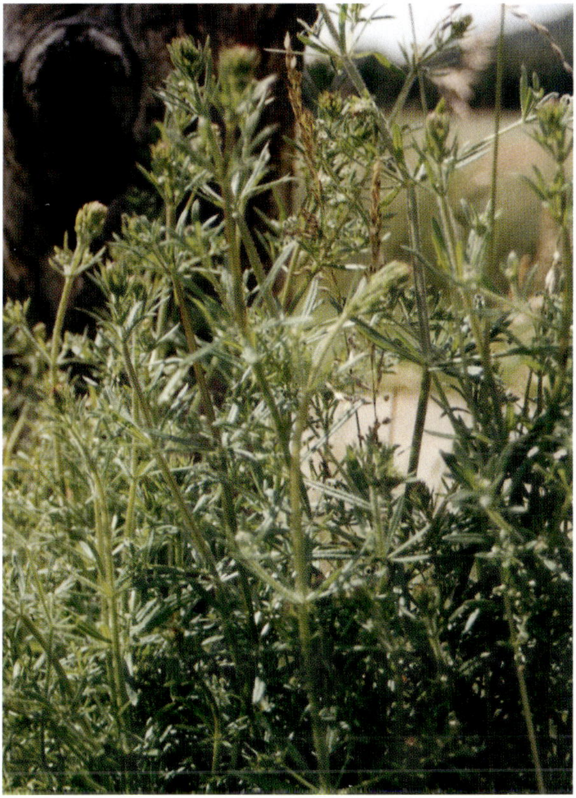

Klebkraut

Pro Person sollte eine ordentliche Hand voll gerechnet werden. Zusammen mit einem anderen Salatgemüse ergibt Klebkraut einen äußerst schmackhaften Salat. Die empfohlene Tagesdosis liegt bei 3 kleinen Portionen über den Tag verteilt, am besten zusammen mit Toast.

Achtung: Die Urinausscheidung ist schon kurz nach der Mahlzeit beträchtlich.

Hauhechel-Gemüse

Der Verzehr wirkt blasenreinigend. Hierfür werden die zarten, noch dornenlosen Triebe der Hauhechel geerntet, in etwas leicht gesalzenem Wasser gegart und nach Appetit verzehrt.

Bei Problemen mit Blase und Nieren wurde früher gern auf den Maisgriffel, auch Maisbart oder Maishaare genannt, zurückgegriffen. Ein Tee daraus wirkt stark harntreibend und leicht abführend. Geerntet wird der Maisbart während der Blütezeit von Juni bis August. Er wird rasch im Schatten getrocknet.

Maisbart-Tee
1 gehäufter TL zerkleinerte Droge wird mit 1/4 l kochendem Wasser überbrüht. Nach 10 Minuten ist der Tee genussfertig und kann schluckweise über den Tag verteilt getrunken werden.

Erste Hilfe bei Blasenschwäche
Wenn durch Erkältung oder ein sonstiges Blasenleiden eine leichte Inkontinenz auftritt, kann durch Kräutersitzbäder rasche Besserung bewirkt werden. Hierfür können Schafgarbe, Zinnkraut und Hirtentäschelkraut verwendet werden. Für ein Sitzbad werden 100 g getrocknete Droge über Nacht in kaltem Wasser angesetzt und am nächsten Tag erhitzt, jedoch nicht gekocht. Über einen längeren Zeitraum sollte täglich ein Sitzbad durchgeführt werden. Unterstützend kann Frauenmanteltee getrunken werden.

Auch Sitzbäder mit Kochsalz haben vielfach Besserung bei Blasenschwäche bewirkt. Pro Sitzbad wird 1 Hand voll Kochsalz dem Badewasser zugefügt. Ebenfalls über einen längeren Zeitraum durchführen.

Heilanwendungen

Wenn die Verdauung streikt

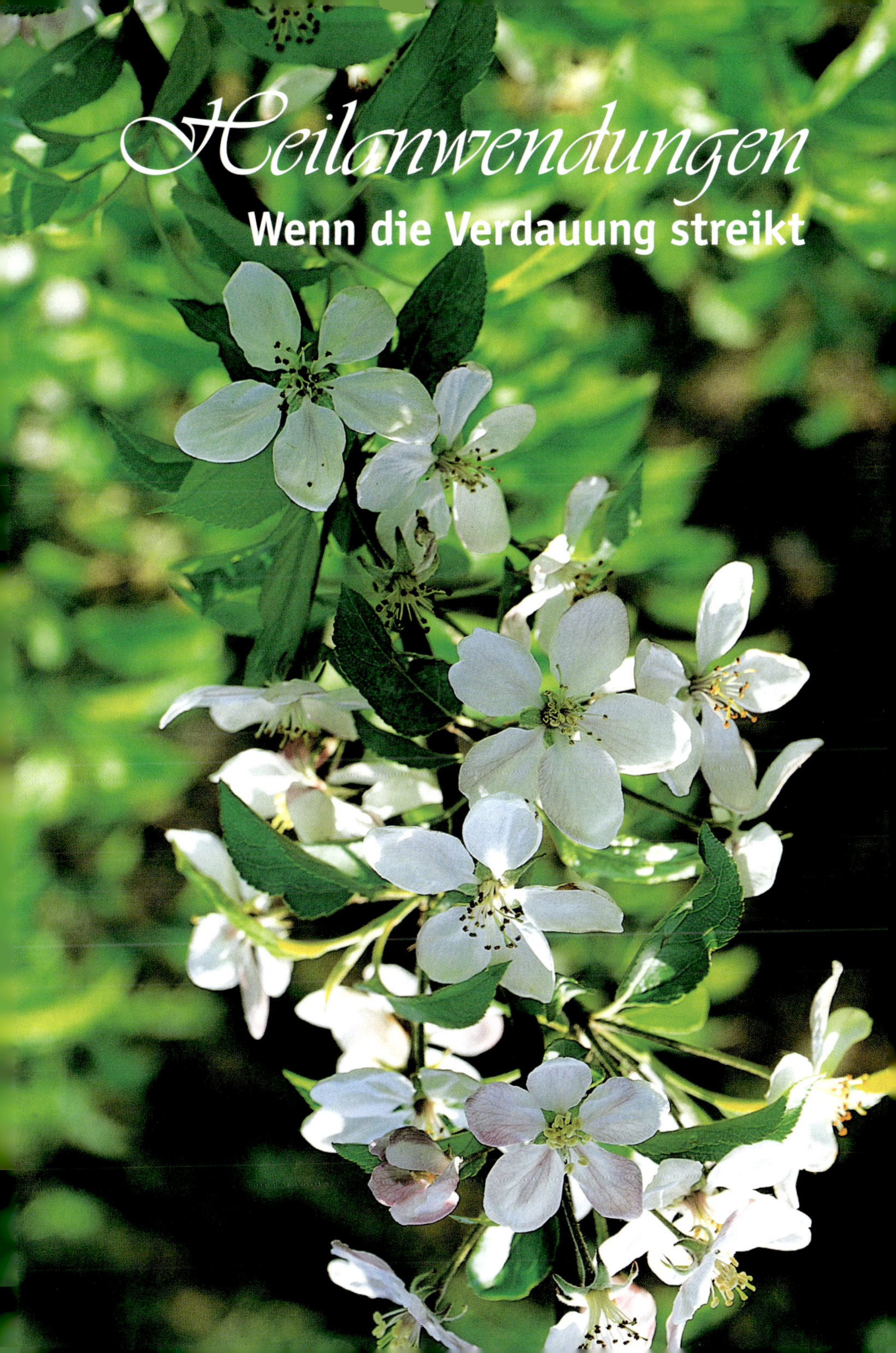

Wenn die Verdauung streikt

Magen und Darm leisten tagtäglich zur Erhaltung der Gesundheit und Leistungsfähigkeit Schwerstarbeit. Natürlich kann es in einem solch komplexen Gebilde zu Störungen kommen, die vom Bauchweh bis zur Kolik reichen, Durchfälle nach sich ziehen oder in einer Verstopfung enden.
Beschwerden, die mehrere Tage andauern oder im Schmerzempfinden als unerträglich eingestuft werden, müssen unbedingt einem Arzt vorgestellt werden!

Mögliche Ursachen

Verdauungsbeschwerden resultieren nicht selten aus einer unvernünftigen Ernährung.

Auch Infekte können, neben allergischen Reaktionen, eine Veränderung im Verdauungsablauf bewirken.

Starke seelische Belastungen äußern sich oft in einer gestörten Verdauung. Auch Hektik fordert ihren Tribut.

Nicht zuletzt bringt die moderne industrialisierte Nahrungsmittelproduktion eine riskante Menge Chemie auf den Tisch.

Baldrian

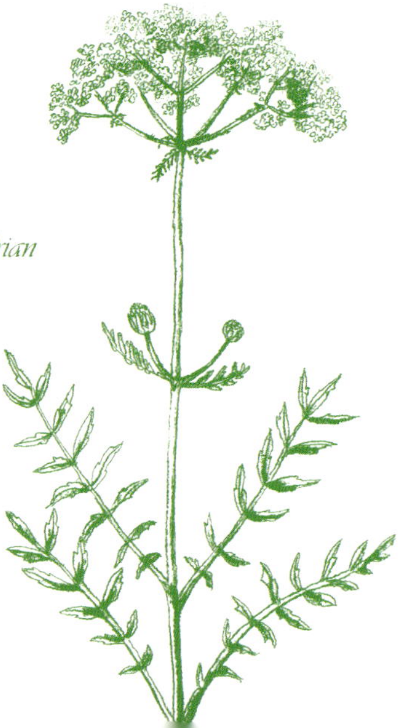

Thymian

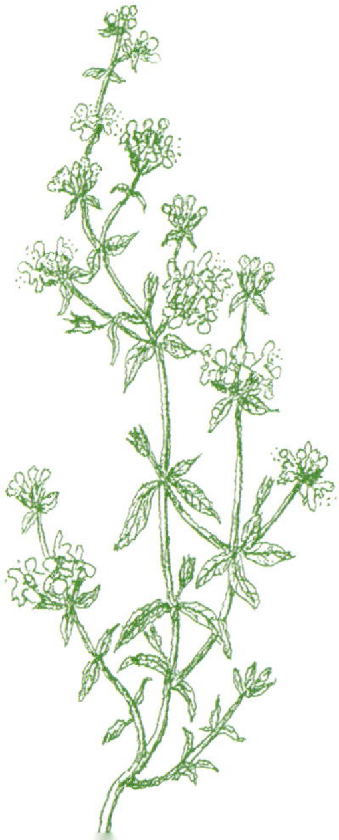

Was tun?

Da eine fehlerhafte Ernährung grundsätzlich über kurz oder lang Verdauungsbeschwerden in sich birgt, sollte zuerst die Zusammenstellung und -setzung der Nahrung überdacht werden: Wie viel Zucker, wie viel Fette, Fleisch oder Reizstoffe müssen verstoffwechselt werden und welche Qualität weisen diese Nahrungsmittel auf?

Bei häufig auftretenden Problemen sollte eine naturbelassene Nahrung bevorzugt werden.

Bei Unverträglichkeiten bestimmten Lebensmitteln gegenüber sollte der Verzehr eingestellt oder zumindest auf ein verträgliches Mindestmaß reduziert werden. Um jedoch weiteren Reizungen vorzubeugen, sollte langfristig auf sämtliche Reizstoffe verzichtet werden.

Resultiert das Leiden hingegen aus Nervosität und Stress, sollten im eigenen Interesse Lebensgewohnheiten grundlegend geändert werden.

Kräuteranwendungen

- Anis
- Schafgarbe
- Baldrian
- Löwenzahn
- Pfefferminze
- Thymian
- Salbei
- Beifuß
- Wermut
- Erdrauch
- Kümmel
- Fenchel
- Wacholder

Grundsätzlich können alle Teesorten – insofern die Art und die Zeit der Zubereitung identisch ist – zur Geschmacksverbesserung oder für eine effektive Wirksamkeit miteinander gemischt werden. Allerdings lässt sich der bittere Geschmack von Löwenzahn oder Wermut nicht großartig mindern. Da die Beschwerden so vielfältig wie die betroffenen Personen sind, sollten die Mischungen individuell erprobt werden! Auf Zuckerzugaben sollte gänzlich – auch wenn es manchmal nicht so gut schmeckt - verzichtet werden.

Anis-Tee

Für einen Tee 1 TL reife Samen mit 1 Tasse kochendem Wasser brühen. Der Tee fördert die Verdauung und entkrampft zusätzlich die Atemwege.

Baldrian-Auszug

Die Wurzel des Baldrians wirkt hervorragend bei jeglicher Art von Krämpfen, so auch bei Leib- und Menstruationsschmerzen. Zur Bereitung eines Auszugs wird 1 TL getrocknete und zerkleinerte Wurzel in 1/4 l kaltem Wasser über Nacht angesetzt. Die empfohlene Dosis liegt bei 2 Glas am Tag.

Beifuß-Tee

Für 1 Tasse Tee wird 1 TL getrocknetes Kraut mit kochendem Wasser übergossen. Der Tee sollte zugedeckt 1/4 Stunde ziehen. Langsam trinken. Die empfohlene Tagesdosis liegt bei 4-5 Tassen täglich.

Erdrauch-Tee

Auf 1/4 l kochendes Wasser wird 1 gehäufter TL getrocknete Droge gegeben und 10 Minuten sprudelnd gekocht. Vor dem Genuss noch 10 Minuten ziehen lassen. Täglich 1 Tasse vor den Mahlzeiten. Dieser Tee sollte zur Kräftigung über einen Zeitraum von 10 Tagen getrunken werden. Vorsicht: Der Tee macht müde!

Kamillenblüten-Tee

Hier scheiden sich die Geister bezüglich der Brühdauer. Dank meiner bisherigen guten Erfahrungen vertrete ich die Auffassung, dass die Blüten nicht gebrüht, sondern kalt aufgesetzt und 10 Minuten bei mäßiger Wärmezufuhr geköchelt werden müssen. Andere Quellen empfehlen ein Überbrühen und kurzzeitiges Ziehen oder ein längeres Ziehen. Auf 1/4 l kaltes Wasser wird 1 gehäufter TL getrocknete Droge gegeben. Die empfohlene Tagesdosis liegt bei mehreren Tassen.

TIPP: Für einen pflegenden und wohltuenden Körpertee wird auf 1/4 l kaltes Wasser 1 gehäufter EL Kamillenblüten gegeben und mindestens 10 Minuten bei mittlerer Wärmezufuhr geköchelt. Wenn der Tee ein wenig ausgekühlt ist, wird er gesiebt und mit einem Massagehandschuh oder einer Massagebürste in die Haut einmassiert.

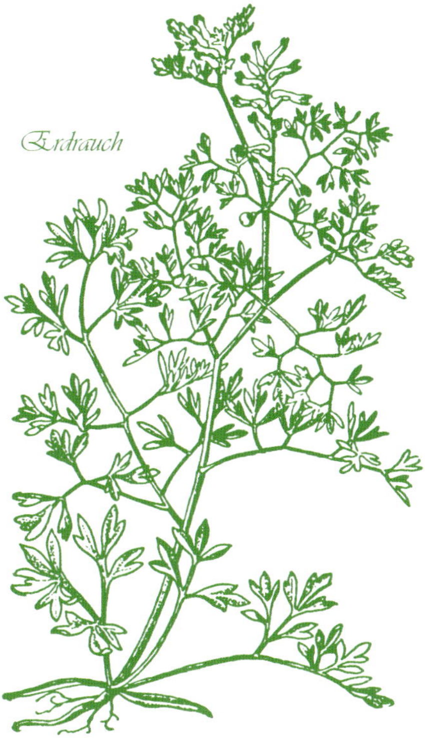

Kümmel-Tee

Verwendet werden die Samen, die eigentlich die Früchte sind. Der Tee daraus wirkt verdauungsfördernd und blähungstreibend, außerdem ist Kümmel-Tee recht hilfreich bei krampfartigen Beschwerden, auch bei Menstruationsschmerz.
Auf 1 Tasse kochendes Wasser wird 1 gehäufter TL Kümmel gegeben. Zugedeckt 10 Minuten ziehen lassen, dann schluckweise trinken.

Übrigens: Der Tee weist einen intensiveren Geruch als Geschmack auf!

TIPP: Kümmel-Schnaps. Ein guter Kümmel-Schnaps ist ganz einfach selbst zu bereiten, indem 3 gehäufte EL Kümmel für 4 Wochen in 40%igen Alkohol eingelegt werden. Bei Beschwerden oder vor üppigen Mahlzeiten 1 TL einnehmen. Für Kinder und Jugendliche ist diese Medizin nicht geeignet!

Löwenzahnwurzel-Tee

Die Wurzeln werden nach der Blüte bis in den Spätherbst gesammelt, gereinigt, zerkleinert und getrocknet. Auf 1 Tasse 1 EL getrocknete Droge geben und mit kaltem Wasser aufsetzen. Der Tee sollte 5 Minuten sprudelnd kochen und dann bei mäßiger Wärmezufuhr noch 10 Minuten ziehen, ehe er auskühlen kann. Täglich sollten wenigstens 2 Tassen getrunken werden.

TIPP: Gut gereinigte, frische Wurzeln können auch in einer Flasche Korn angesetzt werden. Nach 8 Wochen wird filtriert. Bei Bedarf 1 TL voll vor den Mahlzeiten.

Löwenzahn-Salat

Eine vorzügliche Medizin zur Stärkung und allgemeinen Hebung des Wohlbefindens. Sobald die Pflanze den Winterschlaf beendet und herrlich saftige Blattrosetten gebildet hat, beginnt die Ernte des jungen Salatgrüns. Die Löwenzahnblätter werden wie normaler Salat behandelt und zubereitet.

Schafgarben-Tee

Verwendet werden die getrockneten Stängel mit Blüten. Auf 1/4 l kochendes Wasser wird 1 EL getrocknete Droge gegeben. Der Tee muss vor dem Genuss 1/4 Stunde ziehen. Langsam trinken. Da die Wirkung erst nach und nach einsetzt, eignet sich Schafgarbe hervorragend zur Prophylaxe und sollte bei empfindlichen Personen auf gar keinen Fall im Frühstückstee fehlen.

Verdauungslikör „Mothers´Best“

Zutaten: 10 g Kalmuswurzel, 2 EL unbehandelte Orangen- und Zitronenschale, 10 g Kamillenblüten, 5 g Aniskörner, 5 g Kümmel, 5 g Wacholderbeeren, 1 l Doppelkorn, 500 g brauner Zucker, 150 ml Mineralwasser ohne Kohlensäure

Zubereitung: Zitrusfrüchteschalen fein hacken und die übrigen Gewürze in einem Mörser zermahlen. Mit dem Korn in eine Flasche geben und 3 Wochen ziehen lassen. Jeden Tag ein Mal durchschütteln. Am letzten Tag ruhen lassen. Aus Zucker und Mineralwasser einen Sirup kochen. Abkühlen lassen, filtern und in den Liköransatz geben. Einen weiteren Tag ruhen lassen. Dann abfiltern und dabei die Pflanzenrückstände gut auspressen. Ein zweites Mal filtern, in schöne Flaschen abfüllen und vor dem ersten Genuss weitere 4 Wochen ruhen lassen. Nach den Mahlzeiten 1 Gläschen trinken. Beruhigt auch.

Bewährte Hausmittel

- Kamillenblüten-Tee und Zwieback-Fasten
- Dinkelsuppe-Fasten
- Sodbrennen: 1 TL Cognac in einem Glas Wasser
- Durchfall: Das Muskatnussbrötchen oder der „geriebene braune Apfel"

Allein der Gedanke an **Kamillenblüten-Tee mit Zwieback** löst wahrscheinlich bei vielen Personen Unbehagen aus, da früher diese „Medizin" bei Beschwerden gleichermaßen gern und meist mit Erfolg von Müttern und Großmüttern eingesetzt wurde. Der Kamillenblüten-Tee wird hierfür nach Vorschrift zubereitet und zusammen mit Zwieback über einen längeren Zeitraum ausschließlich eingenommen. Wichtig ist, dass dieses Fasten über die restlose Behebung der Beschwerden hinaus ein oder zwei Tage fortgesetzt wird. Bei Bauchschmerzen sollte zudem öfter eine angenehm temperierte Wärmflasche auf den Bauch gelegt werden.

TIPP: „Schwarze Johanna"

Reife schwarze Johannisbeeren locker in eine saubere Flasche gefüllt, mit Korn und weißem Kandiszucker nach Geschmack versetzt und für mindestens 8 Wochen an einem warmen Ort gelagert, ergeben einen wohltuenden Likör, der dem Verdauungsapparat sehr zuträglich ist.

Bestehen allerdings Allergien gegenüber Korbblütlern, dann sollte auf Kamillenblüten-Tee verzichtet und statt dessen **Dinkel** eingesetzt werden. Dinkel eignet sich ausgezeichnet für Menschen mit Verdauungsproblemen, außerdem versorgt dieses Getreide den Körper optimal mit allen lebenswichtigen Mineralstoffen, wenn er als Vollkorn gegessen wird. Im Handel sind zahlreiche Dinkelprodukte erhältlich. Die Dinkelsuppe sollte nur sehr schwach gesalzen, dafür mit viel Gemüse zubereitet werden. Anstelle des Dinkels kann auch sehr gut Hafer verwendet werden. Empfehlenswerte Gemüse sind Möhren, Fenchel, Blumenkohl, Pastinake, Zwiebel.

Vielfach sind Durchfälle das Ergebnis einer unvernünftigen Ernährung und lassen sich einfach stoppen. Ein trockenes altbackenes Brötchen wird in der Mitte aufgeschnitten, dünn mit Butter bestrichen und mit geriebener Mukatnuss (etwa 1/4 Nuss) bestreut. Das Brötchen zu einer Tasse starkem, schwarzem Tee verzehren. Wer Aversionen gegen die Muskatnuss hat, kann auch einen überreifen verschrumpelten

Apfel als Anti-Durchfall-Medizin verwenden. Hierfür wird der Apfel ganz fein auf einen Teller gerieben und sollte erst verzehrt werden, wenn das Fruchtfleisch sich bräunlich verfärbt hat. Doch Vorsicht: Neuerdings färben sich nicht alle Äpfel mehr braun! Möglichst nur gute Äpfel von Streuobstbeständen, aus dem Bio-Laden oder dem eigenen Garten verwenden.

Was Kräuterpfarrer Kneipp empfiehlt

Zur Stärkung des nervösen Magens wird eine Wacholderbeeren-Kur empfohlen. Die Kur dauert zweiundzwanzig Tage an und kann unproblematisch zu Hause durchgeführt werden. Begonnen wird am ersten Tag mit dem Verzehr von 4 Wacholderbeeren, am zweiten Tag 5 und am dritten Tag 6, bis nach 12 Tagen 15 Beeren zu zerkauen sind. Danach wird täglich eine Beere weniger verzehrt, bis man am letzten Tag bei einem Konsum von 5 Beeren ist.

Erste Hilfe für die Seele

Das Leben ist ein Fluss, kein Käfig, die Verantwortung ist Herausforderung, keine Fessel. Nichts kann so schlimm sein, dass man den ganzen Tag nur stöhnen muss. Atmen Sie tief durch und lächeln Sie: Alles wird gut!

Heilanwendungen

Nachlassende Sehkraft

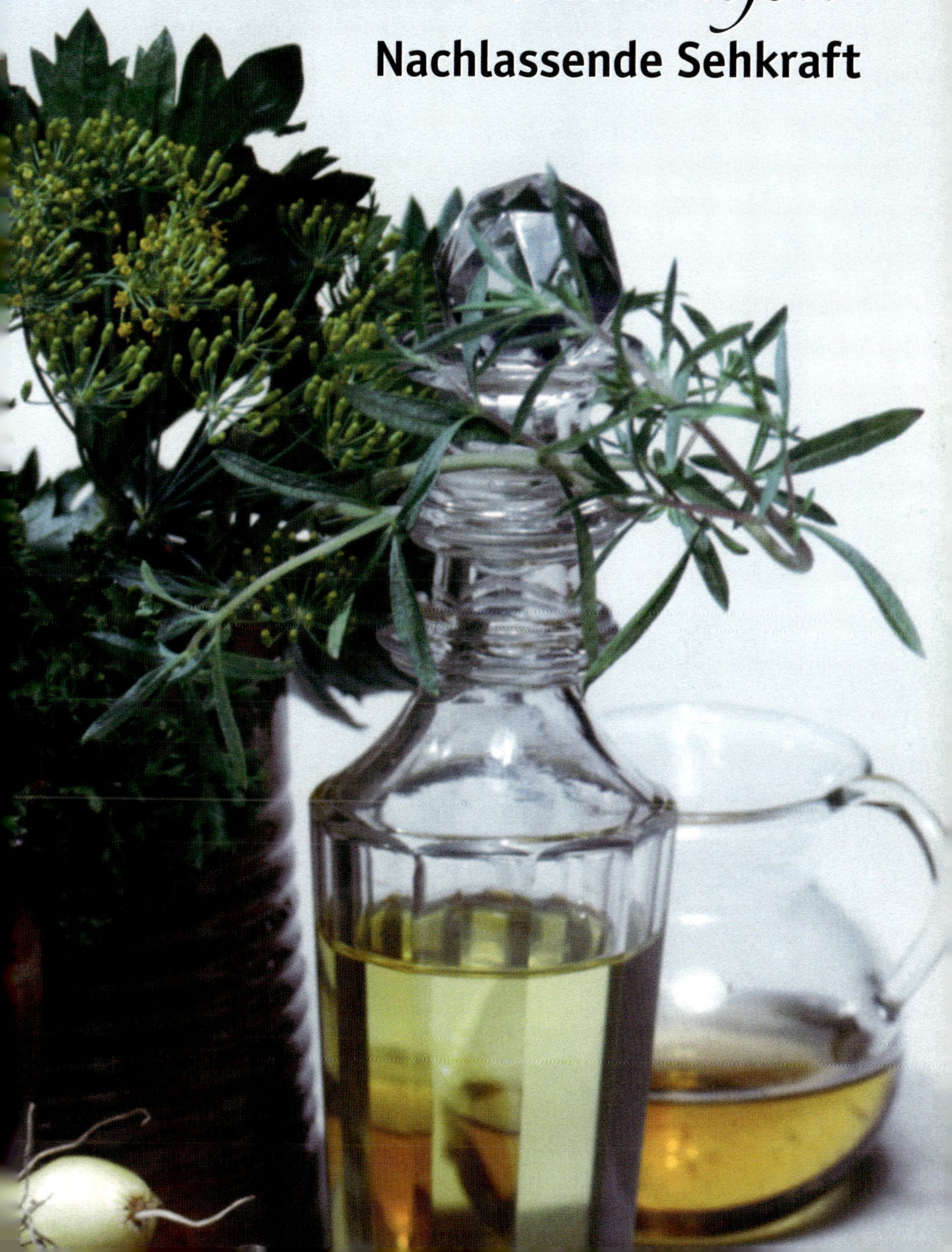

Nachlassende Sehkraft

Die Augen sind das Fenster ins Herz! Worte wie Abendrot, Candle-light-Dinner oder Zitronenfalter gäbe es sicherlich nicht, wie auch Picasso und Kollegen den Sinn des Lebens in einer anderen Beschäftigung hätten finden müssen, wenn die Menschheit nicht mit diesen wunderbaren Sehwerkzeugen ausgestattet wäre. Und trotzdem: Obwohl kein anderer Sinn einen derartig starken Einfluss auf das persönliche Wohlergehen und den Kontakt zur Umwelt ausübt, werden die Augen nicht selten stiefmütterlich behandelt. Dabei bedürfen sie einer liebevollen Pflege - bevor die Sehschärfe nachlässt oder Schmerzen die Augen plagen.

Mögliche Ursachen

Das Nachlassen der Sehkraft zählt nicht zu den Krankheiten des Auges im eigentlichen Sinn. Es ist in der Regel eine normale Alterserscheinung, die sich – und dies war das auslösende Moment, dieses Kapitel im Buch mit aufzunehmen - zunehmend auch bei jungen Menschen bemerkbar macht.

Augenleiden können nicht selten aus organischen Störungen resultieren. Nierenerkrankungen können „auf die Augen" gehen, Störungen der Leber bewirken mitunter eine Minderung der Sehkraft.

Auch Überanstrengung beim Fernsehen oder bei der Computerarbeit äußert sich in Augenbeschwerden.

Einen negativen Einfluss übt übrigens künstliches Licht aus, wenn es zu hell oder zu dunkel ist. Auch trockene Luft reizt die Augen.

Daneben gibt es noch typische Augenkrankheiten oder angeborene Schwächen, die hier nicht behandelt werden. Allerdings sollte die Diagnose unbedingt von einem Arzt gestellt werden!

Was tun?

Um die Sehkraft der Augen so lange wie möglich zu erhalten, sollte auf eine vernünftige Lebensweise geachtet werden.

Sollten sich trotzdem erste Anzeichen einer Verschlechterung bemerkbar machen, empfiehlt sich der Gang zum Augenarzt. Sobald zweifelsfrei festgestellt wurde, dass die Minderung der Sehstärke nicht organischer Natur ist, sollte auf die Sehhilfe vorerst verzichtet werden – es sei denn, die Sehschwäche ist so gravierend, dass man nicht mehr um eine Brille umhin kommt. Aber auch in diesem Fall kann eine Augen-Gymnastik die Kondition des Sehapparates erheblich verbessern. Tägliches zehnminütiges Training reicht in der Regel schon aus.

Darüber hinaus kann durch eine gezielte Auswahl geeigneter Nahrungsmittel die Sehstärke unterstützend aufgebaut werden.

Kräuteranwendungen

- Augentrost
- Löwenzahn
- Kamille
- Rosenblütenblätter

Diese Kräuter werden nicht nur als herkömmlicher Tee getrunken, sondern direkt auf die Augen gebracht oder als Umschläge angewandt.

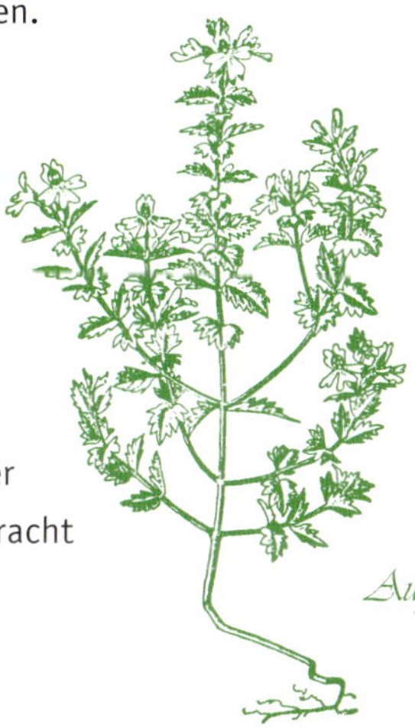

Augentrost

Augentrost-Augenbad

Paracelsus glaubte in der Blüte die Form der Wimper zu erkennen und ordnete die Pflanze unter die Heilkräuter für das Auge ein. Jahrhunderte später „entdeckten" Wissenschaftler, dass Augentrost tatsächlich sehr wirksam bei Entzündungen des Sehapparates ist. Für ein Augenbad wird 1 EL getrocknete Droge mit 1 Tasse kochendem Wasser überbrüht. Nach 1/4 Stunde kann der Tee filtriert und für Umschläge auf die Augen genutzt werden. Handwarm oder kühl auflegen.

Augentrost-Wein

Stärkt das Sehvermögen! Aus der frischen Pflanze wird zusammen mit einem Most – am besten aus frischen Weintrauben oder Äpfeln – ein Wein vergärt. Auf 5 l Flüssigkeit kann 1 kg frischer Augentrost gegeben werden.

Von diesem Wein täglich über einen längeren Zeitraum – am besten vor dem Schlafengehen – ein Glas trinken.

Kamillenblüten-Augentropfen

Wirkt bei Entzündungen. Hierfür wird ein dünner Kamillentee nach Vorschrift gekocht, mit dem die Augen ausgespült werden. Es können auch Umschläge auf die Augen gelegt werden.

Vogelmiere-Augentee

Wirkt bei Gerstenkörnern und Bindehautentzündung. Am besten wird das frische Kraut – das ja beinah ganzjährig anzutreffen ist – verwendet. Gleich nach dem Pflücken zerkleinern und mit kochendem Wasser brühen. Auf 1 Tasse kommt 1 EL Kraut. Wenn der Tee eine angenehme Temperatur erreicht hat, kann damit das Auge ausgespült werden. Mehrmals täglich wiederholen.

Rosenblütenblätter-Auflage

Die angenehmste Art der Augenpflege. Wohlriechend müssen sie sein und taufrisch, nicht chemisch behandelt! Am besten werden die Rosenblütenblätter in den Morgenstunden – sobald sich die Blüten geöffnet haben – im eigenen Garten geerntet und auf die Augen gelegt. Wenn dann der Duft noch die Nase umschmeichelt, fühlt man sich in ein Märchen versetzt.

Heidelbeer-Augenkur

In der Raumfahrt erprobt und vielfach erfolgreich eingesetzt, stärken und unterstützen die Inhaltsstoffe der Heidelbeere das Sehvermögen und bekämpfen zusätzlich Nachtblindheit. Für eine spürbare Besserung wird eine Kur über einen langen Zeitraum empfohlen, wobei die Einnahme dieser äußerst schmackhaften Augenmedizin zu verschiedenen Zeiten und in verschiedenen Rezepturen erfolgen kann. Auch frische Beeren haben eine hohe therapeutische Wirksamkeit. Doch unbedingt die Früchte vor dem Verzehr wegen möglicher anhaftender Eier des Fuchsbandwurmes gründlich waschen!

Daneben können Heidelbeeren als Kompott, Kuchen, zu Hefeklößen oder Vanilleeis oder in alkoholischer Kombination als Wein und Likör eingenommen werden.
Diese Kur sollte über einen längeren Zeitraum fortgesetzt werden. Wird dabei auf das vernünftige Maß an Sahne und Zucker geachtet, schlägt sich die Kur auch nicht auf der Waage nieder.

Übrigens: Auch eine rein prophylaktische Heidelbeeren-Kur tut gut.

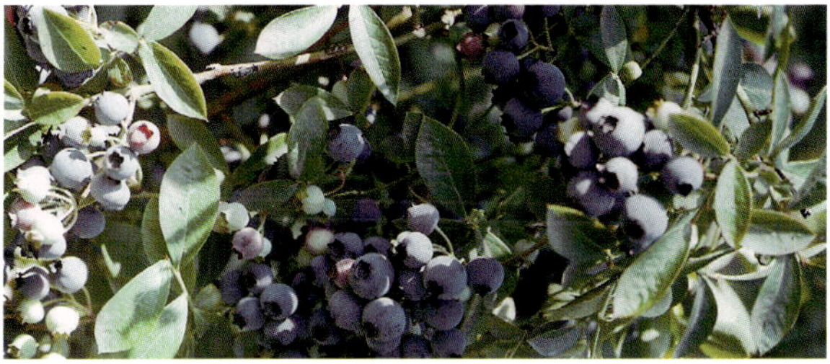

Bewährte Hausmittel

- Augen-Gymnastik

Augen-Gymnastik

Ein empfehlenswertes Mittel vor allem für müde und überanstrengte Augen.
Übung Nummer Eins besteht darin, einen Punkt am Horizont zu fixieren, bis man ihn genau erkennt, dann wird der Blick direkt auf etwas in unmittelbarer Nähe gerichtet. Mindestens zehn Mal diesen Wechsel von Ferne und Nähe wiederholen.
Bei Übung Nummer Zwei rollen die Augen abwechselnd linksherum und rechtsherum im Kreis. Das ist übrigens gar nicht so einfach, wenn man die Augen wirklich kreisförmig bewegen will! Auch diese Übung mindestens zehn Mal wiederholen. Wem dabei schwindlig wird, der blicke vorerst zur Eingewöhnung intensiv nach rechts und links, oben und unten.
Diese Übungen sollten über einen längeren Zeitraum, wenigstens jedoch 1/2 Jahr regelmäßig durchgeführt werden.

Sobald eine leichte Besserung eintritt, können die gleichen Übungen unter Wasser durchgeführt werden. Hierfür wird eine Schüssel mit lauwarmem klaren Wasser gefüllt und das Gesicht eingetaucht.

Für die dritte Übung müssen die Augen geschlossen werden. Mit den Fingerspitzen wird ein leichter Druck auf die Lider ausgeübt. Dann die Augen öffnen. Auch diese Übung sollte mindestens zehn Mal wiederholt werden.

Die Finnen haben 60 Tonnen „Blaue Kartoffeln" gepflanzt und somit die Weichen für mehr Gesundheit gestellt. Wissenschaftler haben den blauen Farbstoff dieser Kartoffeln analysiert und fanden heraus, dass er mit dem violetten Farbstoff der Heidelbeere identisch ist. Dieser Farbstoff unterstützt oder verbessert nicht nur die Sehfähigkeit, sondern wirkt auch Herz- und Kreislauferkrankungen entgegen. Blaue Kartoffeln waren vor etwa 50 Jahren auch auf einheimischen Feldern noch häufig anzutreffen. Wohlklingende Namen wie „Hermanns Blaue", „Linzer Blaue", „Vitelotte" erinnern daran und stimmen sicher auch ein wenig neugierig. Da allerdings diese Sorten wegen der dunklen Färbung der Schale nur schwer von der Ackererde zu unterscheiden sind und sich aus diesem einen Grund ein wenig problematisch ernten lassen, fielen sie der Industrialisierung der Landwirtschaft zum Opfer. Doch jetzt erleben sie eine Renaissance und sind sogar mittlerweile im Fachhandel erhältlich.
Und ganz ehrlich: Eröffnen sich nicht am heimischen Herd dank der intensiv violett bis dunkelblau gefärbten Knolle Tummelplätze der Kreativität? - Blaues Kartoffelpüree, blauer Kartoffelsalat oder eine weißblau gefärbte Kartoffelrolle...

Heilanwendungen

Wenn graue Tage die gute Laune dämpfen

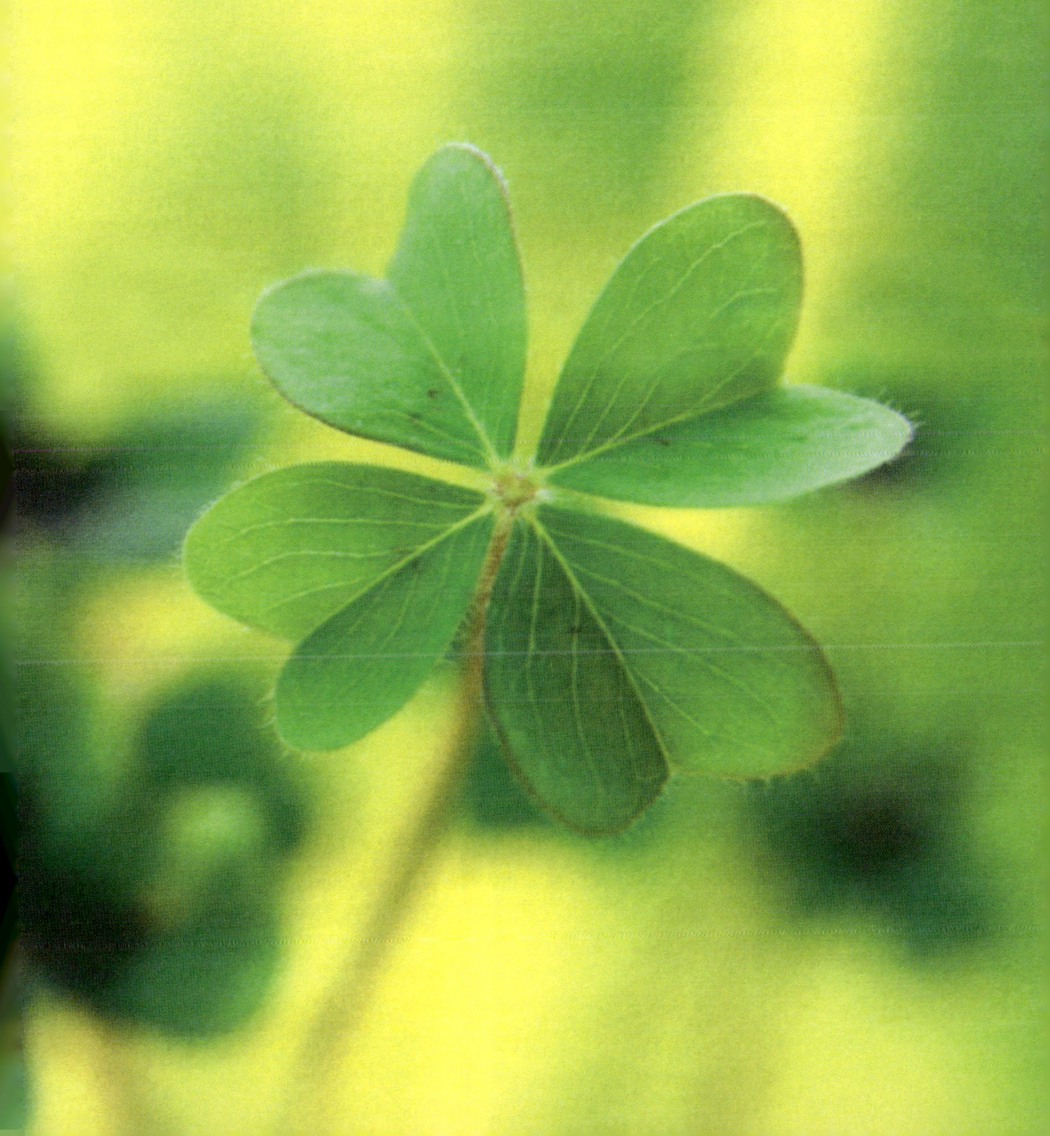

Wenn graue Tage die gute Laune dämpfen

Mitunter ist das seelische Gleichwicht aus dem Lot, Kummer quält uns. Manchmal genügt schon ein Wort, ein Blick oder eine Geste, die verletzen, Tränen in die Augen treiben können. Das tut weh. Es gibt aber auch Situationen, denen man sich hilflos ausgeliefert sieht, wenn plötzlich ein Nachbar vor Gericht klagt, eine Ehe scheinbar aus heiterem Himmel zu zerbrechen droht, Liebeskummer die Schmetterlinge im Bauch verzehrte oder der Tod eines geliebten Menschen die Welt in traurigste Farben taucht. Plötzlich fühlt man sich allein und kommt sich allem ausgeliefert vor oder kämpft mit Schuldgefühlen. Auch wenn gesundheitliche Probleme schwer auf der Seele lasten, kann das Stimmungsbarometer gefährlich tief unter Null sinken, bisweilen den Sinn des Lebens in Frage stellen.

Das Wohlbefinden ist dann schwer beeinträchtigt und die daraus resultierenden Beschwerden können dem Betroffenen arg zu schaffen machen.

Mögliche Ursachen

Kummer, Sorgen, Ängste und Enttäuschung - samt der Begleiterscheinungen - sind meistens ein akutes Zeichen gestörter zwischenmenschlicher Beziehungen. Diese können abrupt auftreten oder sich über einen längeren Zeitraum erstrecken. Je nach Veranlagung des Betroffenen entwickeln sich daraus Symptome unterschiedlichster Natur. Das Wohlbefinden wird beeinträchtigt und zudem können Schlaflosigkeit, Magen-Darm-Beschwerden oder Herzprobleme auftreten. Diese Beschwerden können ein Ausmaß annehmen, dass ein Arzt konsultiert werden sollte.

Was tun?

Leider: Es gibt weder ein Rezept noch eine Arznei, mit dem zwischenmenschliche Beziehungen sich so regeln lassen, dass alle Menschen zufrieden und glücklich miteinander leben können. Am besten ist es, der Situation gefasst ins Auge zu sehen, mit der Zuversicht, dass man sie meistern kann.

Auch Gespräche können in Krisensituationen Emotionen dämpfen und zu einer veränderten Sichtweise beitragen oder einfach Trost spenden.

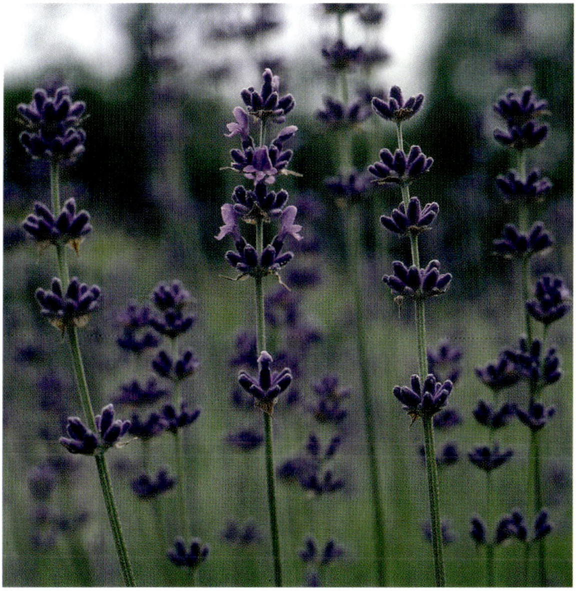

Lavendel

Gerade jetzt muss alles für das persönliche und sehr individuelle Wohlfühlen getan werden. Doch Vorsicht: Auf keinen Fall sollten depressive Beschwerden im Alkohol ertränkt werden. Alkohol ist der schlechteste Berater! Auch ein Zuviel an Schokolade schlägt sich spätestens beim Blick auf die Waage auch noch negativ auf das Gemüt nieder.

Ausgedehnte Spaziergänge können Abstand schaffen und den Kopf frei machen für neue Gedanken. Vor allem ein Spaziergang an frischer Luft wirkt hier wahre Wunder!

Guter, ausreichender und tiefer Schlaf ist die beste Medizin.

Da die Nieren bei seelischen Belastungen Schwerstarbeit leisten müssen, sollten sie besonders gepflegt werden. Viel Kräutertee oder gutes Mineralwasser trinken.

Kräuteranwendungen

- Lavendel
- Schlüsselblume
- Borretsch
- Erdrauch
- Goldrute
- Dost
- Melisse

Die Kräuter können untereinander gemischt oder pur zu einem Tee bereitet werden. Es empfiehlt sich, eine Mischung (ohne Goldrute und Erdrauch) als **Frühstückstee** zu bereiten und über einen längeren Zeitraum zu trinken.
Grundsätzlich wird 1 EL getrocknete Droge mit 1/4 l kochendem Wasser überbrüht und sollte vor dem Genuss mindestens 10 Minuten ziehen. Langsam und schluckweise trinken. Die Dosierung liegt bei mindestens 3 Tassen über den Tag verteilt.

Lavendel im Tee ist Geschmackssache. Wer ihn nicht sonderlich mag, kann damit den Zucker oder Honig aromatisieren. Dies geschieht am einfachsten, wenn die nicht vollständig erblühten Blütenstängel kopfüber in ein Gefäß gesteckt und mit Zucker oder Honig begossen werden. Nach etwa 7 Tagen hat der Zucker vollkommen das Aroma des Lavendels angenommen, beim Honig dauert der Vorgang mindestens 2 Wochen. Danach kann die Süßigkeit zum Süßen des Tees oder Backen (z.B. Lavendelplätzchen) verwendet werden. Je mehr blühende Stängel, desto intensiver das Ergebnis!

Für **Borretsch-Tee** sollte wegen der besseren Wirksamkeit das blühende Kraut Verwendung finden. Außerdem können die zarten Blätter gut roh in Salaten oder Quarkgerichten verspeist werden. Als Frühlingstipp für den Speiseplan generell zu empfehlen.

Die **Schlüsselblume** heißt nicht umsonst „Himmelschlüssel“. Besonders wirksam sind die wohlriechenden, leicht rötlich gefärbten Blüten. Dieser Tee sollte unbedingt vor dem Genuss mit etwas Honig gesüßt werden.
Schlüsselblumen stehen unter Naturschutz. Also nur im eigenen Garten ernten oder die Droge in der Apotheke kaufen.

Nicht in den Frühstückstee sollten sowohl **Erdrauch** als auch **Goldrute**. Erdrauch wirkt schlaffördernd und ist gleich der wassertreibenden Goldrute ziemlich bitter. Erdrauch sollte deshalb nur kurz vor dem Schlafengehen getrunken werden.
Auch hier wird 1 EL getrocknete Droge mit 1/4 l kochendem Wasser gebrüht. Der Tee sollte ebenfalls mindestens 10 Minuten vor dem Genuss ziehen. Wer mag, fügt etwas Honig bei.

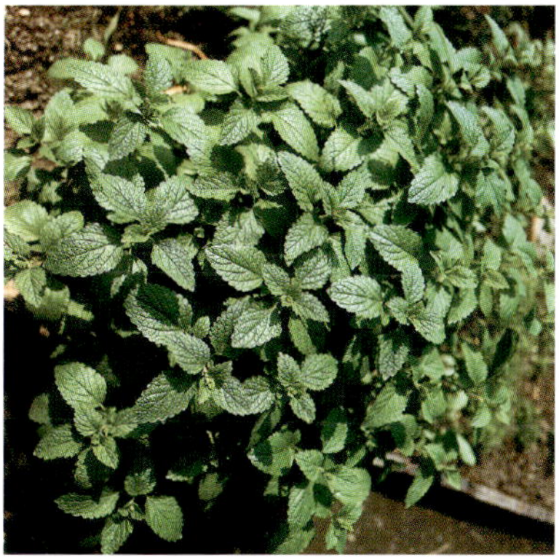

Zitronenmelisse

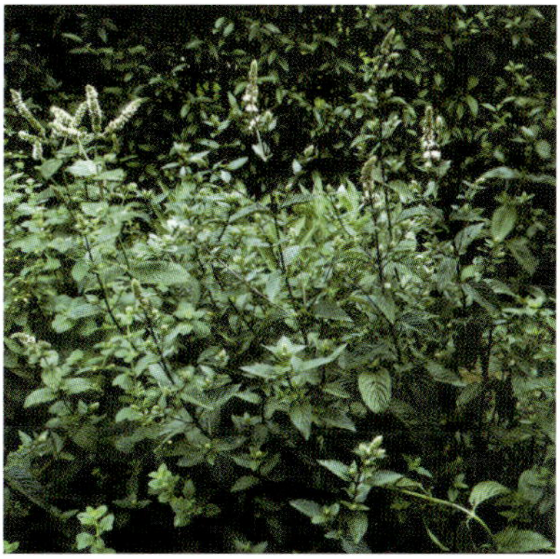

Pfefferminze

Gute-Laune-Tee

Da niemand weiß, wie „dick“ es einmal kommen kann, sollte diese Teemischung rein prophylaktisch immer vorrätig sein.
Auf 1 l kochendes Wasser kommt je 1 EL getrocknete Droge von Dost mit Blüten, Borretsch mit Blüten, Himmelschlüsselblüten, Klatschmohnblüten, Pfefferminze oder Zitronenmelisse. Der Tee sollte zugedeckt 15 Minuten ziehen. Dann kann er abgegossen werden und auf Trinktemperatur abkühlen. Dann 1 - 2 EL Honig einrühren. Die empfohlene Tagesdosis liegt bei 3 - 4 Tassen täglich über einen Zeitraum von mehreren Tagen.

Übrigens: Dieser Tee wirkt auch bei einer „Schlecht-Wetter-Phobie“!

Empfehlung für die Küche

- Dost-Fladen
- Borretschblüten-Sirup

Dost-Fladen

Im Mittelalter war der Dost das Mittel, mit dem die Landarbeiter bei guter Laune gehalten wurden! In allen Speisen und Getränken wurde ihnen das aromatische Kraut gereicht. Bei Verstimmungen oder zu besonderen Anlässen empfiehlt sich der Dost-Fladen.

Zutaten: 500 g Mehl, 150 g Butter, 1 EL Zucker, Salz, 1 Würfel Hefe und 2 Hand voll getrocknete und zerriebene Dostblätter

Zubereitung: Aus den Zutaten wird ein Hefeteig bereitet. Nach dem Gehen wird der Teig flach auf ein gefettetes Backblech ausgerollt und bei mittlerer Hitze goldbraun gebacken.

Borretschblüten-Sirup

Unschlagbar für Geist und Herz!

In ein weithalsiges Gefäß werden die blauen Blüten des Borretsch locker eingefüllt. Sie können je nach Blühverlauf laufend eingefüllt werden. Auf die Blüten wird brauner Zucker (Rohrzucker) gegeben. Am besten wird das Glas regelmäßig geschüttelt, damit der Zucker mit allen Blüten in Berührung kommt. Das Glas dann 4 Wochen an einen sonnigen Platz stellen. Während dieser Zeit fallen die Blüten zusammen und Saft tritt aus, der durch den Zucker sirupartige Konsistenz aufweist und lange haltbar ist. Den Sirup bei Bedarf in den Tee geben oder teelöffelweise pur einnehmen.

Übrigens: Die Blüten des Borretsch können auch frisch verzehrt oder einem Salat zugefügt werden.

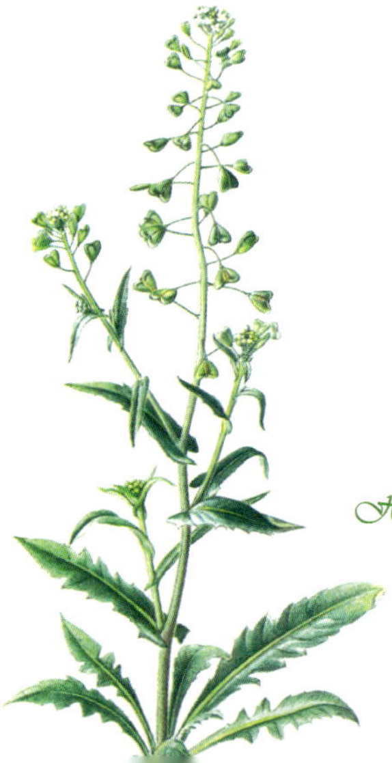

Hirtentäschel

Bewährte Hausmittel

- Glücks-Kur

Kaum zu glauben: Nahrungsmittel, die Glücksgefühle auslösen, wachsen im heimischen Garten. Nicht umsonst stand früher beinah in jedem Garten ein Quittenbaum oder gab es ein Beet mit Portulak, gesäumt vom stattlichen Borretsch.

Der Duft, der von der **Quitt**e ausgeht, wird als sehr angenehm empfunden und harmonisiert den Ort, den er erfüllt. Darüber hinaus werden der goldgelben Frucht aphrodisierende Eigenschaften zugeschrieben.

Der **Borretsch** wird in alten Kräuterbüchern gern als „Herzfreude" bezeichnet und der Verzehr der Blätter und Blüten dringend angeraten, wenn das seelische Gleichgewicht durch Gemütsschwankungen gestört wird. Außerdem weist die Pflanze herzstärkende Eigenschaften auf.

Portulak hingegen verdankt seinen Ruf als „Glücksbote" jüngsten Untersuchungen amerikanischer Wissenschaftler. Die fanden heraus, dass Portulak hohe Werte von Omega-3-Fettsäuren aufweist. Diese Fettsäuren regen im Gehirn die Serotoninbildung an; Serotonin ist das Glückshormon, das gute Laune macht und wirksam Depressionen bekämpft.

Übrigens: Portulak eignet sich hervorragend als Essigkonserve.

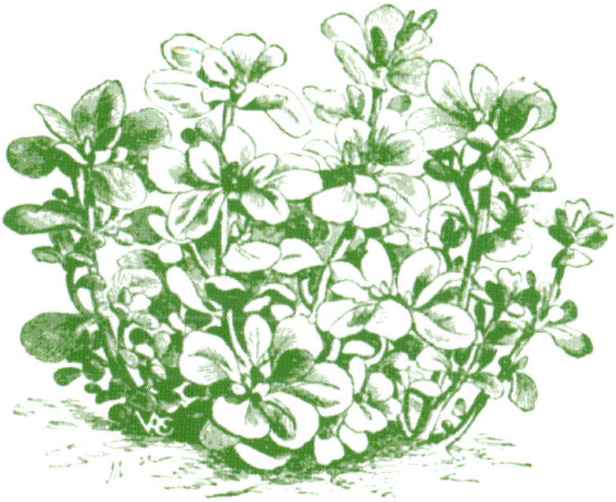

Portulak

Für eine Kur sollten Portulak und Borretsch über einen längeren Zeitraum als Gemüse oder im Salat verzehrt werden. Am besten und schmackhaftesten ist der zierliche Portulak auf einem Butterbrot oder zusammen mit Borretsch im Kräuterquark. Und: Ein wenig Betätigung im Garten kann sehr entspannend wirken!

Was Kräuterpfarrer Kneipp empfiehlt

Starken Gemütsschwankungen kann mit Lavendel-Öl gut begegnet werden. Pfarrer Kneipp empfiehlt die zweimalige tägliche Einnahme von fünf Tropfen dieses einfach selbst herzustellenden und sehr schmackhaften Öls auf etwas Zucker.

Lavendel-Öl

Dafür werden die Blüten in der Blühphase geerntet und locker in ein weithalsiges Gefäß gefüllt. Auf die Blüten wird ein gutes Öl gegeben, bis es übersteht. Das Gefäß 4 Wochen fest verschlossen an einem warmen Ort aufbewahren. Danach wird filtriert.

Übrigens: Dieses Öl wirkt nicht nur bei Gemütsschwankungen, sondern leistet auch bei rheumatischen Beschwerden als Einreibemittel gute Dienste. Ideal auch für besonders verführerische Salatkreationen.

TIPP: Ebenfalls sehr wirksam ist der aromatisierte „Lavendel-Honig"! Vor jeder Mahlzeit oder in den Tee 1 TL voll.

Heilanwendungen

Hautprobleme

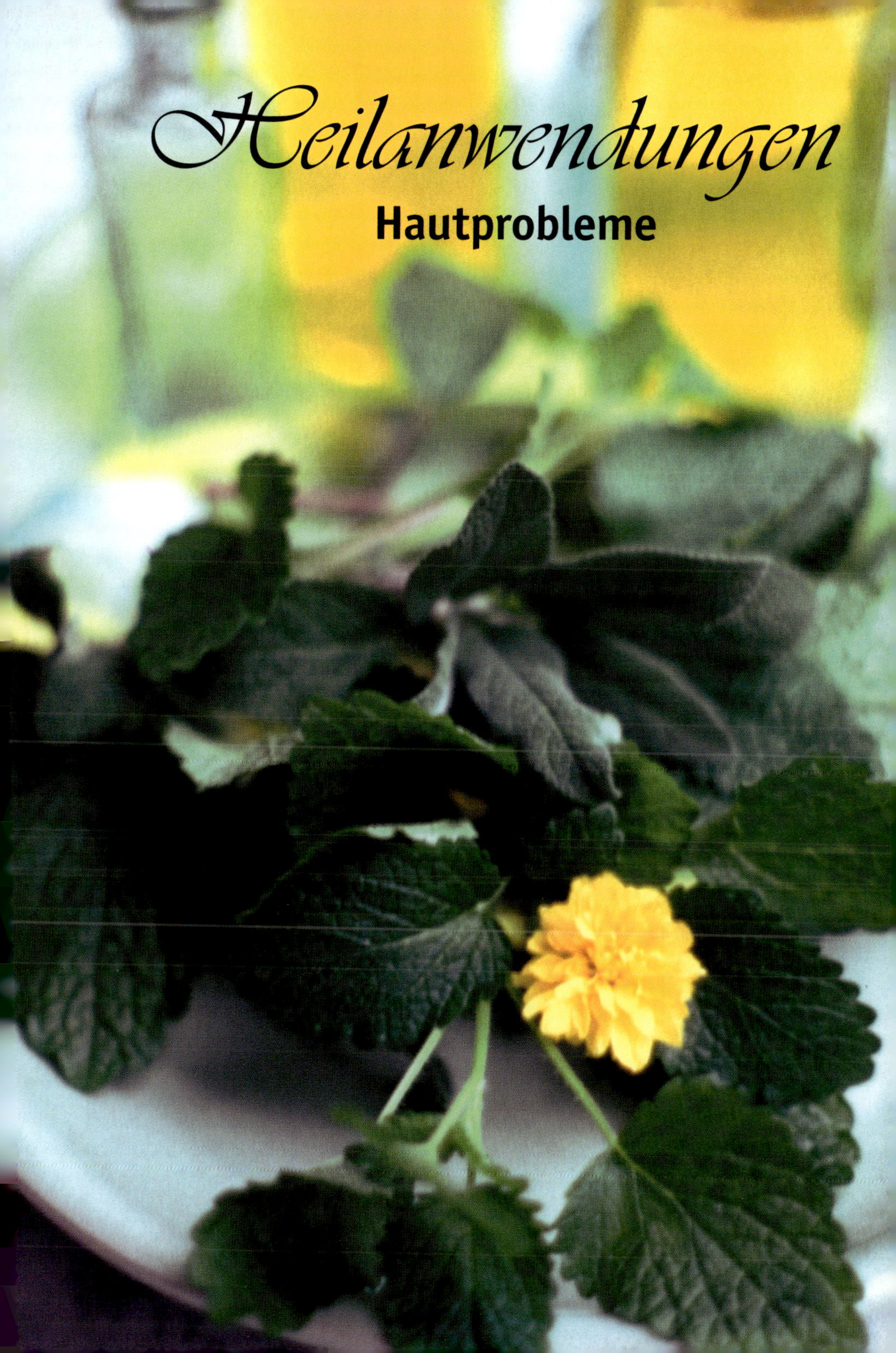

Hautprobleme

Ein altes chinesisches Sprichwort sagt:

"Was die Niere nicht heilt, heilt die Leber,
was die Leber nicht heilt, heilt die Lunge,
was die Lunge nicht heilt, heilt die Haut,
was die Haut nicht heilt, heilt nimmermehr."

Samtweich soll sie sein, faltenlos und kleinporig, dann ist sie nach gängiger Auffassung attraktiv. Cleopatra pflegte sie erfolgreich mit Eselsmilch, Tina Turner verrät nichts über ihr Geheimrezept... Obwohl die Haut „nur" ein Sinnesorgan ist – das größte immerhin – , hat sie entscheidenden Einfluss auf das Wohlbefinden. Da sie darüber hinaus hoch funktional und maßgeblich für das Überleben ist, bedarf sie aufwändiger Pflege. Immerhin liefert die Haut alle lebenswichtigen Wahrnehmungen wie Wärme und Kälte, Berührung, Schmerz und Druck.
Veränderungen der Haut können ein sichtbarer Hinweis auf eine Erkrankung sein. Sie bedürfen grundsätzlich der ärztlichen Diagnose.

Mögliche Ursachen

Umwelteinflüsse üben hohen Einfluss aus auf Beschaffenheit und Erscheinungsbild der Haut.

Auch ein Übermaß an Nikotin oder Alkohol hinterlässt Spuren.

Ungeschützte Sonneneinwirkung beeinträchtigt das Erscheinungsbild und lässt die Haut schneller altern.

Ladenneue Textilien und diverse Kosmetika können Allergien auslösen oder die Haut reizen.

Auch unverträgliche Lebensmittel können das Hautbild mehr oder weniger stark verändern.

Krankheiten beeinflussen das Hautbild.

Was tun?

Eine schöne Haut muss kein Zufall sein! Besonders vorteilhaft wirkt sich der Verzicht von Alkohol und Nikotin aus. Ein gesundes Maß an erholsamem Schlaf tut der Haut gut.

Auch in der Hautpflege gilt: Der Mensch ist, was er isst! Ausgewogene, vitamin- und ballaststoffreiche Kost fördert gesunde Haut.

Die Auswahl der Pflegeprodukte sollte auf den jeweiligen Hauttyp abgestimmt sein. Naturbelassene Wirkstoffkompositionen sind in der Regel besser verträglich.

Um Hautreizungen vorzubeugen, sollten ladenneue Kleidungsstücke vor dem ersten Tragen gewaschen werden.

Kräuteranwendungen

- Beinwell
- Hirtentäschel
- Kamille
- Klette
- Schafgarbe
- Johanniskraut

Wellness einmal für den kleinen Geldbeutel:
Tee-Bürstenmassage

Besonders entspannend ist eine Teezubereitung aus verschiedenen Kräutern. Damit sollte mindestens 1-mal wöchentlich der gesamte Körper gebürstet werden, wobei immer zum Herzen hin – an den Füßen beginnend - gebürstet werden sollte. Wenn die Haut sich rötet, die Bürstung beenden. Anschließend wird die Haut nur leicht abgetupft und nicht frottiert. Nun kommt ein leicht selbst herzustellendes „Haut-Öl" (Johanniskraut-Öl, Kamillenblüten-Öl, Klettenwurzel-Öl, o. ä.) zum Einsatz. Dieses wird auf die Bürste gegeben und sanft in die Haut einmassiert.

Übrigens: Auch ein „Kräuterbad" ist pure Pflege und Entspannung. Wer den fettigen Rand in der Wanne nicht scheut, kann gleichzeitig dem Badewasser 1 EL Kräuteröl zusetzen.

Zur innerlichen Wirkung können Hirtentäschel, Johanniskraut, Kamille, Klettenwurzel, Rotklee, Schafgarbe als Tee getrunken werden.
Die empfohlene Dosierung liegt bei 2 EL getrocknete Droge auf 1/4 l kochendes Wasser. Die Kräuterteesorten können auch gut untereinander gemischt werden.

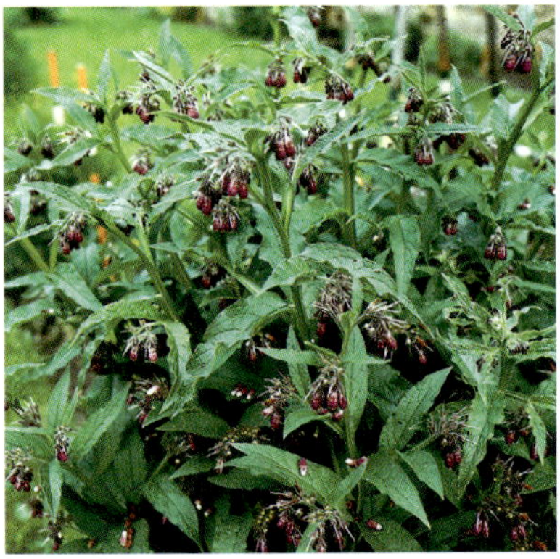

Beinwell

Weitere Kräuterzubereitungen für optimale Hautpflege

Beinwell-Umschlag

Wirkt bei Wunden, Geschwüren, Prellungen, Verbrennungen und rheumatischen Beschwerden. Für einen Umschlag werden Blätter und die gereinigte Wurzel zerkleinert und mit etwas gutem Öl versetzt. Der Pflanzenbrei wird auf ein Baumwolltuch gestrichen und auf die betroffene Hautpartie aufgelegt.

Hirtentäschel-Sud

Hartnäckige Ekzeme und Schuppenflechte lassen sich mit Hirtentäschelkraut ganz natürlich behandeln. Dazu werden die betroffenen Hautstellen mit einem Sud aus der Pflanze abgetupft. Wichtig bei Ekzemen: Bei jeder Anwendung muss ein frisches Tuch benutzt werden.
6 - 8 Hand voll frisches blühendes Kraut samt Samenständen mit 1/2 l Wasser zum Kochen bringen und 5 Minuten sprudelnd, danach weitere 15 Minuten bei mäßiger Wärmezufuhr im geschlossenen Gefäß kochen. Nach dem Abseihen und Abkühlen ist der Absud gebrauchsfähig.
Innerlich kann Hirtentäschel-Tee eine kurmäßige Anwendung unterstützen.

Kletten-Auflage

Sie wirkt äußerlich gleich einem Antibiotikum! Speziell bei Furunkeln und Geschwüren – auch im Mundbereich – und bei verschiedenen Hautkrankheiten, wie Schuppenflechte und Akne.

Aus frischen Blättern:
Frische Blätter zerkleinern, den Brei auf die betroffene Partie auflegen. Bei großflächigen Behandlungen, beispielsweise Akne, die betroffenen Partien mit dem ausgetretenen Pflanzensaft öfter einreiben.

Aus der frischen Wurzel :
Besonders gegen Furunkel und deren Beschwerden. Aus 2-3 Hand voll frischer gereinigter Wurzel mit etwas Wasser einen Brei kochen. Ist das Wasser verdampft, die Wurzel pürieren. Den Brei auf ein Baumwolltuch streichen und mindestens 1 Stunde auf dem Furunkel belassen. Die empfohlene Dosis liegt bei 2 Anwendungen täglich.

Übrigens: Bei hartnäckiger Akne kann dieser Brei als Maske sehr hilfreich sein.

Rotklee-Sirup

Wirksam bei hartnäckigen Geschwüren, Warzen, Ekzemen und Schuppenflechte. Einen mittelgroßen Kochtopf locker mit den Blüten füllen. Dann kaltes Wasser aufgießen, bis der Topf halb voll ist. Die Blüten 5 Minuten sprudelnd kochen und dann 1/4 Stunde bei mittlerer Wärmezufuhr köcheln. Über Nacht auskühlen lassen, dann die Blüten auspressen. In die verbliebene Flüssigkeit werden frische Rotkleeblüten gegeben, bis auch sie über dem Wasser stehen. Diese werden erneut nach Vorschrift geköchelt. Am dritten Tag noch einmal so viele Blüten zugeben, bis sie vom mittlerweile bräunlich verfärbten Kochwasser zur Hälfte bedeckt sind. Auch mit diesen Blüten nach Vorschrift verfahren.
Die Blüten erneut auspressen und den Blütentee eindampfen, bis er eine sirupartige Konsistenz erreicht hat. Mit diesem Sirup die betreffenden Hautpartien mehrmals täglich behandeln.

Rotklee-Schönheits-Tee

Macht die Haut streichelzart. Ist auch bei trockener Haut unübertroffen.
Auf 1 Tasse kochendes Wasser 1 gehäuften EL getrocknete Droge geben (bei frischen Blüten die doppelte Dosis!). Vor dem Genuss 15 Minuten ziehen lassen. Die Dosis liegt bei 3 Tassen täglich, auch mehr, über einen längeren Zeitraum.

Übrigens: Rotkleeblüten sehen nicht nur schön aus, sie können auch einen ganz normalen Salat zu einem Augenschmaus erheben. Sie schmecken ausgezeichnet, auch wenn der Verzehr am Anfang gewöhnungsbedürftig ist.

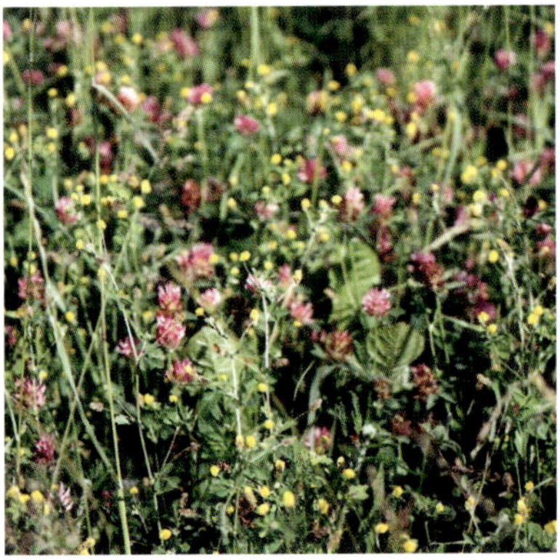

Rotklee

Kräuter-Öl

Ein gut verträgliches und optimal pflegendes Kräuter-Hautöl ist sehr einfach selbst herzustellen. Bei der Auswahl der Inhaltsstoffe sollte auf die erwünschte Wirkung geachtet werden.
Für die Zubereitung benötigt man ein gutes Öl, das frei von chemischen Verunreinigungen sein sollte. Bei trockenem Wetter werden während der Mittagsstunden die blühenden Wildpflanzen gesammelt. Die Blüten locker in ein weithalsiges Glas füllen. Es können durchaus mehrere Kräuter kombiniert werden. Eine gute Mischung kann aus Kamillenblüten, blühendem Johanniskraut und einer weiteren Komponente bestehen. Ist das Glas gefüllt, wird das Öl aufgegossen, bis es über den Kräutern steht. Dann das fest verschlossene Glas für 4 Wochen an einen hellen und sonnigen Ort stellen. Nach Ablauf dieser Zeit kann filtriert werden.

Bewährte Hausmittel

Gänseblümchen sammeln ist eine Arbeit gleich nach dem „Hunde flöhen". Allerdings zahlt sich der Aufwand bei blauen Flecken, Ekzemen, Schuppenflechte und Neurodermitis aus.

Schon früher wurde dieses unscheinbare Gewächs bei Verstauchungen, Quetschungen und Hautkrankheiten eingesetzt. Verwendung fand ein Breiumschlag aus frischen Pflanzen und Fett. Die Zubereitung ist sehr einfach: Frische Pflanzen werden zerkleinert und mit einem guten Öl verrührt. Diese Masse auf ein Baumwolltuch geben und für ein bis zwei Stunden auf die Hautpartie auflegen. Umschläge täglich erneuern.

Übrigens: Gänseblümchen-Tee hat die gleiche Wirkung und kann öfter über den Tag verteilt auf die erkrankte Hautpartie aufgebracht werden.

Die große Heilerin so mancher Beschwerden war und ist die **Kamille**. Anders als beim Genuss-Tee wird zur Hautpflege neben der Blüte auch das Kraut verwendet. Bei Bedarf sollte ein Kamillenbad genommen werden. Für ein Vollbad werden 1 kg frische Pflanzen in 3 l Wasser 20 Minuten geköchelt. Der Absud wird dem Badewasser zugefügt. Dieses Bad beseitigt Unreinheiten und erhält die Haut glatt und geschmeidig.

Übrigens: Wer im Garten nicht gern Arbeitshandschuhe trägt und trotzdem auf gepflegte saubere Hände achten möchte, der versuche einmal die Hände mit Tomaten zu reinigen. Es müssen keineswegs Früchte sein, die zum Verzehr taugen! Vielmehr können geplatzte oder beschädigte Tomaten ähnlich einem Stück Seife verwendet werden. Vor dem Abspülen kann der Tomatenbrei ruhig ein paar Minuten einwirken.

Auch **Leinsamen** wirkt entzündungshemmend. Zerstoßene Samen werden mit Wasser zu einem Brei vermischt. Quellen lassen und dann auftragen.

Was die Wissenschaft sagt

Vom Viehfutter zur Medizin avancierte der Rotklee dank wissenschaftlicher Erkenntnisse. In den roten Blütenköpfen und im Kraut verbirgt sich unter anderem auch ein Paket gut wirksamer und gut verträglicher Hormone, so genannte Phytoöstrogene. Diese bewahren weitestgehend vor den Wechseljahr-Beschwerden und schützen überdies auch die Prostata. Die Hormone sind zudem verantwortlich für eine jugendliche Haut, verleihen der Frau Vitalität, Energie und Jugendlichkeit und helfen zudem Gefäßerkrankungen vorzubeugen.

Überdies entspannen die hohen Kalzium- und Magnesiumwerte des Rotklees das Nervenkostüm erheblich.

Schon Leonhard Fuchs setzte seinerzeit Rotklee als Frauenmedizin im Falle von Weißfluss ein. Außerdem erkannte man die günstige Wirkung dieser Pflanze bei unerfülltem Kinderwunsch und verordnete zur Stimulierung der Fruchtbarkeit ebenfalls Rotklee.

Heilanwendungen

Erholsamer Schlaf fehlt

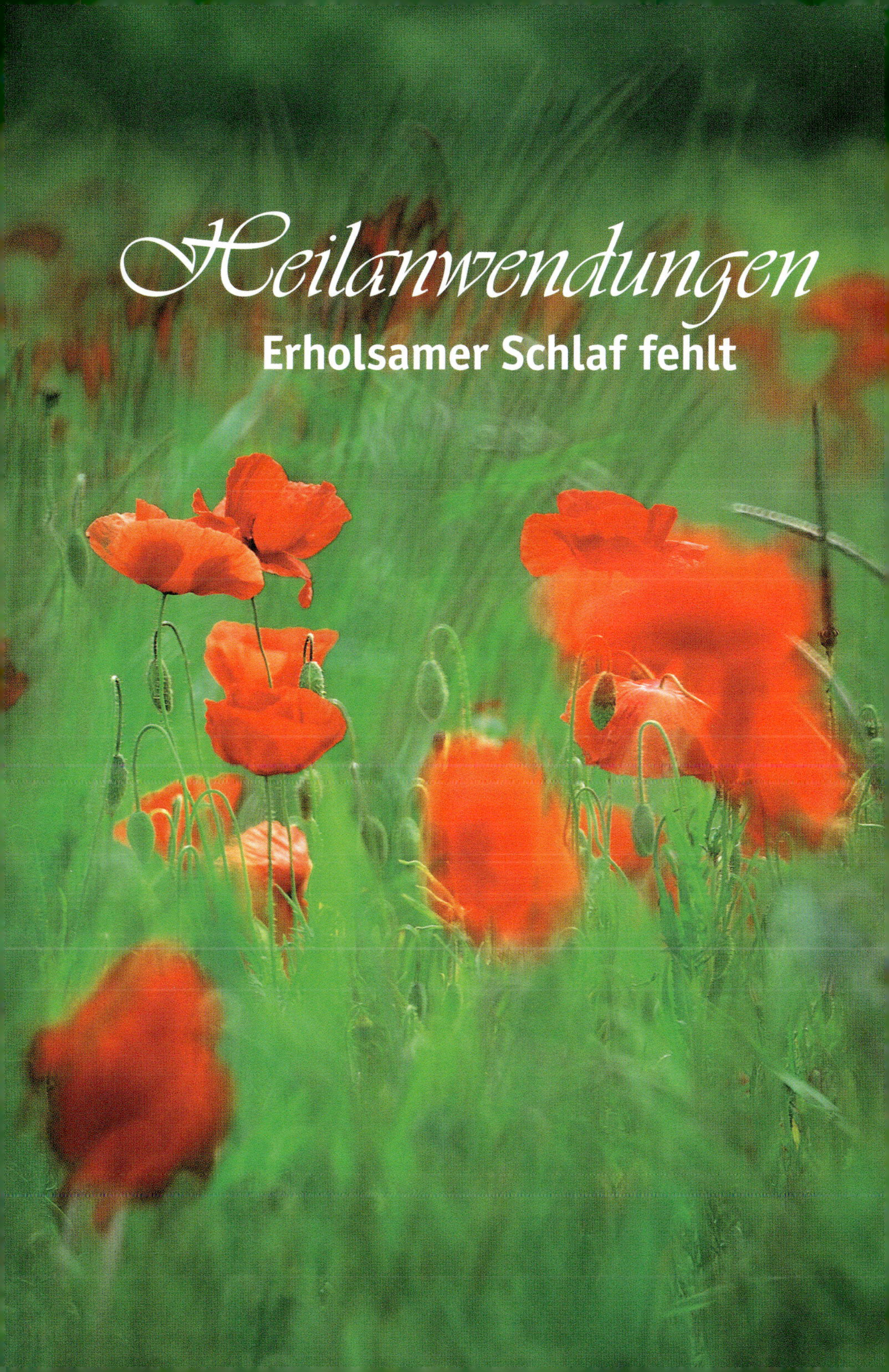

Erholsamer Schlaf fehlt

Der Schlaf ist ein ganz natürliches Bedürfnis des Körpers. Während dieser Phase entspannt nicht nur der gesamte Organismus, sondern aufgebrauchte Kraftreserven werden wieder aufgefüllt und die Tageseindrücke verarbeitet. Die Schlafzeiten sind sehr individuell angelegt; Napoleon zum Beispiel benötigte angeblich lediglich vier Stunden zur Erholung. Beim Schlaf zählt nicht die Dauer, sondern die Intensität. In Deutschland sollen laut Befragungen 30 % der Bevölkerung an diversen Schlafstörungen leiden. Eine enorme Zahl. Gottlob weisen darunter lediglich 10 % einen krankhaften Charakter auf. Doch leider sind auch Jugendliche und Kinder betroffen.

Mögliche Ursachen

Die Ursachen für Schlafstörungen können simpel sein wie beispielsweise eine ungünstige Matratze oder aber Krankheitswert ausweisen wie die gefährliche Schlafapnoe.

Oft sind Menschen betroffen, die nicht „abschalten" können.

Schlafstörungen können durch nicht bewältigte Probleme ausgelöst werden. Heftige Diskussionen vor dem Zubettgehen wirken nicht schlaffördernd.

Körperliches Unwohlsein oder gar Schmerzen können die Schlafqualität beeinträchtigen.

Das Umfeld hat einen entscheidenden Einfluss auf die Schlafqualität; sensible Personen leiden häufig unter den Einflüssen von Magnetfeldern, Erdstrahlen und Wasseradern.

Auch wenn Lärm die Nacht zum Tage macht oder unangenehme Gerüche in der Luft liegen, kann der Schlaf erheblich gestört werden.

Zu spätes Essen kann einen erholsamen Schlaf mindern oder gar verhindern, wie auch Tee oder Kaffee erst kurz vor dem Schlafengehen eher anregend wirken.

Was tun?

Ein ruhiges, abgedunkeltes, gut gelüftetes Schlafzimmer, in dem es nicht zu warm sein sollte, ist optimal für einen erholsamen Schlaf.

Über einen guten Schlaf entscheidet auch immer das Bett. Eine gute, auf individuelle Bedürfnisse ausgerichtete Matratze gehört neben der nötigen „Bett-Hygiene“ dazu.

Ein Spaziergang vor dem Schlafengehen entspannt.

Elektrogeräte haben nichts im Schlafzimmer verloren. Wenn der Fernseher unverzichtbar ist, sollte vor dem Einschlafen die Stromverbindung unterbrochen, also der Stecker aus der Steckdose gezogen werden.

Nach 18 Uhr sollte auf schwerverdauliche Speisen verzichtet werden. Auch schwarzer Tee, Kaffee oder Alkohol sind als „Schlaftrunk“ eher hinderlich und sollten gemieden werden.

Starke körperliche und geistige Anstrengungen fördern das Schlafverhalten nicht und sollten bei häufig auftretenden Störungen der Nachtruhe unterbleiben.

Kalte Füße oder ein eiskaltes Bett sind die Schlafbremsen überhaupt.

Schlaftabletten sollten das wirklich letzte Mittel sein und auch nur für kurze Zeit genommen werden!

Übrigens: Bei starkem Schnarchen und auffälliger Tagesmüdigkeit sollte eine Untersuchung auf Schlafapnoe erfolgen.

Kräuteranwendungen

- Baldrian
- Erdrauch
- Klatschmohn
- Hopfen
- Melisse

Baldrian-Auszug

Bei allen nervösen Reizzuständen das beste Heilmittel überhaupt! Allerdings mit der Nebenwirkung, dass man auch am Tag schläfrig ist.

Für einen kalten Auszug 1 TL getrocknete und zerkleinerte Wurzel mit 1/4 l kaltem Wasser übergießen. Der Auszug sollte vor dem Genuss mindestens 10 Stunden gezogen haben. Die empfohlene Tagesdosis liegt bei 1 - 3 Tassen täglich.

Erdrauch-Tee

Es heißt, dass das Kraut den Tee der Hundertjährigen ergiebt... Dieser Tee wirkt schnell, bringt zuverlässig Schlaf - auch bei Gemütsschwankungen sehr hilfreich.

Auf 1/4 l kochendes Wasser 1 gehäuften EL getrocknetes Kraut geben. Vor dem Genuss 15 Minuten ziehen lassen. Langsam und schluckweise trinken. Wem das Getränk etwas zu bitter ist, der kann Pfefferminze, Zitronenmelisse oder etwas Honig zufügen.

Achtung: Wegen der schnell eintretenden Wirkung sollte der Tee unmittelbar vor dem Zu-Bett-Gehen genommen werden.

Klatschmohnblüten-Tee

Wirkt entspannend und ist auch als sanftes Schlafmittel für Kinder gut verträglich; die rote Farbe des Tees sieht zudem appetitlich aus. Für 1 Tasse 1 TL getrocknete und zerkleinerte Droge mit kochendem Wasser überbrühen. Vor dem Genuss 10 Minuten ziehen lassen. Über den Tag verteilt löffelweise trinken. Die empfohlene Dosis liegt bei 1 - 2 Tassen pro Tag.

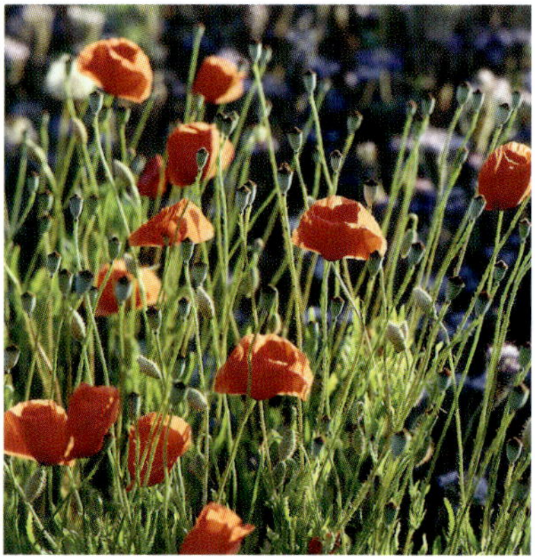

Hopfenzapfen-Tee

Hopfenzapfen wirken beruhigend und fördern den Schlaf. Der Wermutstropfen: Sie bremsen die Potenz. 2 EL mit 1/4 l kochendem Wasser überbrühen. Nach 10 Minuten ist der Tee trinkfertig. Die empfohlene Dosis liegt bei 1 Tasse direkt vor dem Schlafengehen.

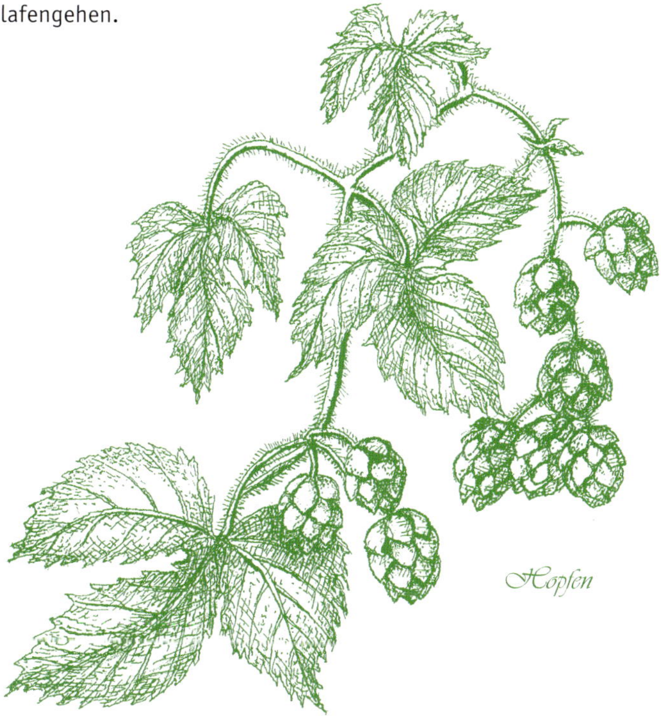

Melissen-Tee

Schon Hildegard von Bingen kannte den günstigen Einfluss der Melisse auf das gesamte Nervensystem. Und in der Tat: Eine Tasse Melissen-Tee ist nicht nur ein Fest für den Geschmack, sondern auch ein Geschenk an den Geruchssinn.

Für 1 Tasse 1 EL getrocknete und zerkleinerte Droge mit 1/4 l kochendem Wasser überbrühen. Nach 10 Minuten ist der Tee trinkfertig.

Die empfohlene Tagesdosis ist von den Beschwerden abhängig und kann ohne unerwünschte Nebenwirkungen mehrere Tassen über den Tag verteilt betragen.

Melisse sollte in keinem Frühstückstee fehlen und ist ebenfalls ein ideales, zudem schmackhaftes Kindergetränk.

Für eine gute Wirksamkeit sollte der Tee über einen längeren Zeitraum getrunken werden.

Bewährte Hausmittel:

- barfuß durch eine von Tau durchnässte Wiese wandern
- warme Salz-Fußbäder
- Dickmilch
- Pastinake

Die „gute, alte Zeit" – von der Menschen mit Schlafproblemen lernen können - hatte einen erheblichen Vorteil: Das Tageslicht war das einzige ausreichende Licht, das für die Erfüllung des Tagwerks zur Verfügung stand. Also standen die Leute bei Sonnenaufgang auf und gingen ins Bett, wenn die Nacht heraufzog. Dazwischen lagen Stunden körperlicher Betätigung mit reichlich Bewegung an frischer Luft.

Wer schlecht einschläft oder in der Nacht oft aufwacht, sollte morgens sehr früh aufstehen und einen ausgiebigen Spaziergang unternehmen. So dies möglich ist, sollte ein ausgiebiges Fußbad im Tau einer Wiese den Spaziergang beenden. Nach Möglichkeit sollte dann während des Tages kein Schläfchen eingelegt werden.

Wenn es mit dem Einschlafen hapert, kann auch ein ansteigendes Salz-Fußbad wahre Wunder wirken. Hierfür einfach 1 Hand voll Speisesalz auf eine Schüssel warmes Wasser geben und laufend heißes Wasser nachfüllen, bis die Füße sich röten. Nach dem Bad die Füße nur trockentupfen und gleich zu Bett gehen.

Milchsäure in Form von Dick- oder Sauermilch wirkt sofort und zuverlässig. Zusammen mit etwas Obst genossen ist sie ein optimales Abendessen oder das Nachtmahl für Leute, die vor dem Schlafengehen gern noch einmal eine Kleinigkeit zu sich nehmen.

Der Verzehr der Pastinake ist dem Schlaf sehr dienlich und sollte über einen längeren Zeitraum regelmäßig erfolgen.

Übrigens: Pastinaken machen angenehme Träume und sind für kleine Kinder hervorragend geeignet.

Was Kräuterpfarrer Kneipp empfiehlt

Im Kampf gegen Schlaflosigkeit und Schlafstörungen sind kalte Halbbäder und kalte Wickel ein sehr effektiver Helfer. Doch auch Kniegüsse und Ganzwaschungen können den Schlaf beflügeln. Eher kräftigen Personen wird das Wassertreten angeraten.

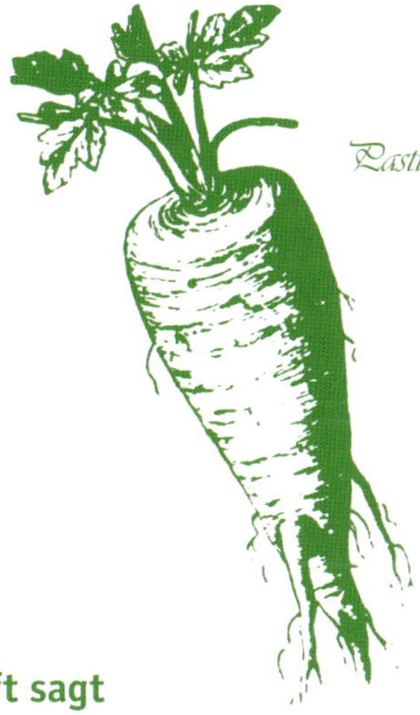

Was die Wissenschaft sagt

Für den Schlaf und dessen Qualität wird viel getan. So gibt es neben einer sehr umfangreichen Literatur zu diesem Thema ca. 260 Schlaflabore in Deutschland. Es gibt Initiativen, Vereine und Gesellschaften, die sich dem Qualitätsschlaf verschrieben haben. Doch wie sieht es mit dem Aufstehen aus und den Aufstehmuffeln? Gerade für diese Menschen bietet sich beinah jeden Morgen das gleiche Dilemma: Verschlafen! Dabei fehlt es ihnen weder an Motivation noch an gutem Willen, allein das Bedürfnis im Bett zu bleiben (wenigstens noch fünf Minuten!), stellt eine Kraftprobe dar, die nicht selten zu Gunsten des Bettes vom Körper selbst entschieden wird. Der Schreck sitzt in den Gliedern, wenn der nächste Blick zur Uhr erkennen lässt, dass aus den fünf Minuten eine unselige halbe Ewigkeit wurde.

Doch auch ihnen kann geholfen werden: Ein kantiger Bleistift könnte sich als Retter in der Not erweisen und sollte bei den Menschen am Bett liegen, die in der Regel nicht so recht aus den Federn kommen. Wird dieser Stift schnell zwischen den gestreckten Händen gerollt, so dass Wärme entsteht, melden die Nerven dem Gehirn ein großes Aktionspotenzial. Das Gehirn wiederum reagiert auf die veränderte Situation sofort und reißt nun den Körper erbarmungslos aus dem Halbschlaf. Versuchen Sie's!

Es gibt eine Vielzahl Möglichkeiten das Bett nach ganz individuellen Bedürfnissen auszustatten. Jedoch fördert nicht alles, das der Optik dient, den Schlaf. Bewährt haben sich die naturgegerbten Schaffelle. Sie schaffen ein optimales Wohlgefühl. Schon **Hildegard von Bingen** empfiehlt Schaffelle bei Schlafstörungen. Wer einmal die Wohltat am eigenen Leib erleben möchte, der sollte sich ein naturgegerbtes Schaffell besorgen. Diese sind im Fachhandel erhältlich oder direkt beim Schäfer Ihrer Region. Das Schaffell wird mit dem Fell nach oben auf das Laken gelegt, damit es direkt auf den Körper wirken kann.
Ergänzend kann in problematischen Fällen schlaffördernder Kräutertee getrunken oder Mohnsamen verzehrt werden. Am besten nimmt man etwa 1 Stunde vor dem Zubettggehen 3 TL Backmohn zusammen mit etwas Joghurt oder mit etwas Gebäck ein.

Übrigens: Ein Schaffell fördert nicht nur den Schlaf bei Erwachsenen! Säuglinge und Kleinkinder schlafen ebenfalls besser, wenn sie auf einem Fell gebettet werden. Allerdings sollte dann, damit sie Wolle nicht in den Mund nehmen können, der Kopfbereich der Fellauflage mit einem Tuch abgedeckt werden.

Heilanwendungen

Wohlfühlen ist angesagt

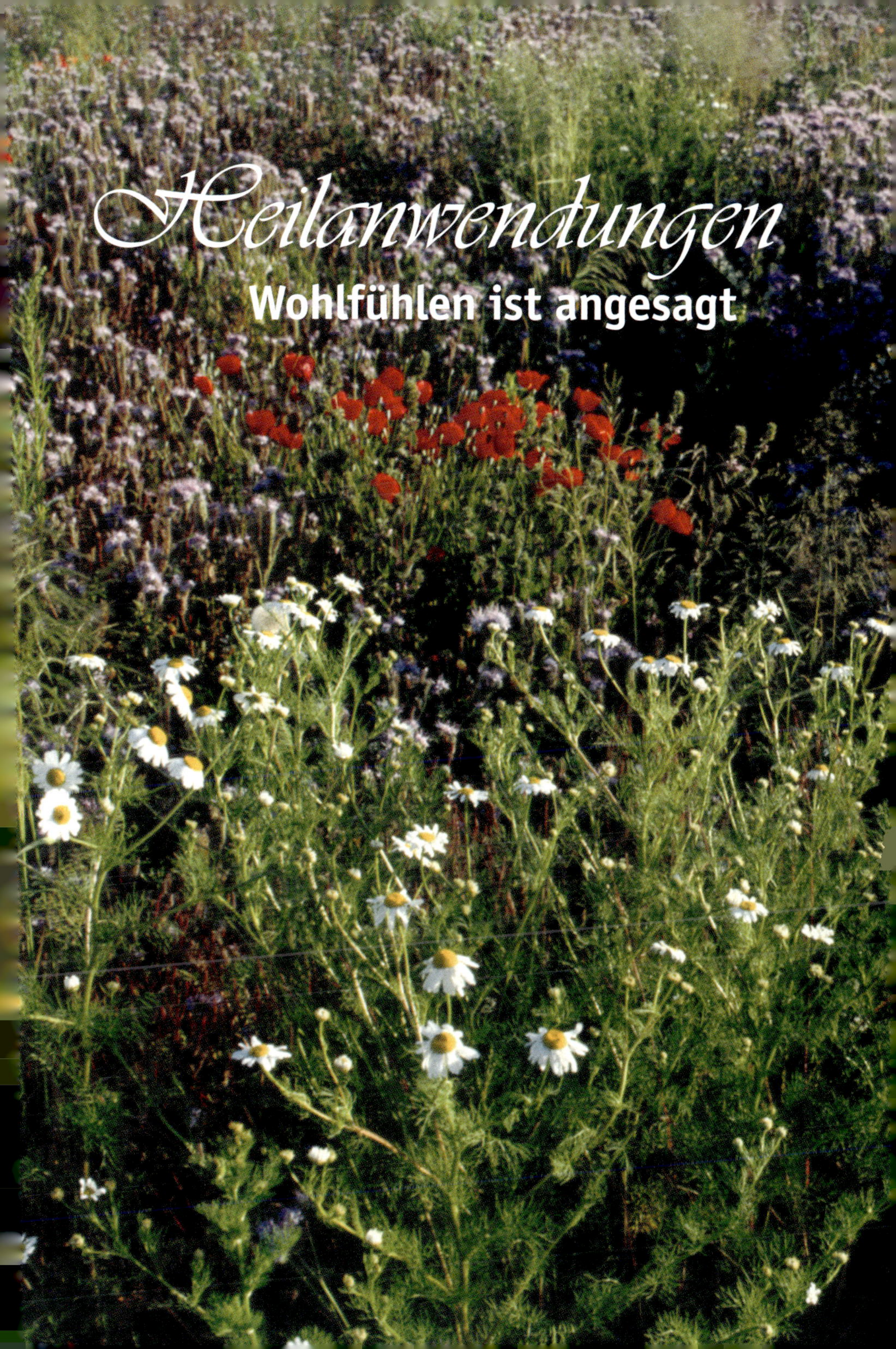

Wohlfühlen ist angesagt

Endlich mal keine Krankheit, die zu beschreiben, kein Unwohlsein, das zu kurieren ist! Im Gegenteil: Wohlfühlen selbst ist die beste Medizin. Dieser Zustand kommt obendrein einem Jungbrunnen gleich und ist zudem der Schlüssel zu mehr Gesundheit und dadurch auch zu mehr Lebensqualität. Menschen, die sich wohl fühlen, sind in der Regel besser „drauf", ausgeglichener, gesünder und viel aktiver. Das Leben macht mehr Spaß und wird lustvoll ausgekostet. Sich verwöhnen bringt wiederum ein verstärktes Wohlgefühl.

Da beim persönlichen Checkup, was Wohlfühlen eigentlich ist, die Meinungen weit auseinanderklaffen, gibt es keine Tablette, mit der mal eben dieses Gefühl körperlicher und geistiger Harmonie erzeugt werden kann. Denn: Während dem einen ein gutes Essen in einer angenehmen Umgebung höchste Glücksgefühle bringt, erlebt der andere im Kuschelbett - mit Lektüre oder Fernsehunterhaltung - die wahre Glückseligkeit des Seins. Und dem Dritten entlockt der körperliche Kick während sportlicher Aktivitäten das „Hohe C" auf das Leben. Es gibt eine ganze Reihe von stimulierenden Möglichkeiten, mit denen Körper und Geist verwöhnt werden können. Jeder sollte für sich entscheiden, zu welchen Mitteln er greift.

Tipps und Tricks zum Wohlfühlen

Ein gutes Körpergefühl

Der Körper will gepflegt und verwöhnt werden. Da über die Haut sehr viel Chemie in den Körper eindringen kann, geschieht dies am besten mit natürlichen Pflegemitteln. Sie garantieren eine optimale Pflege ohne Reue. Kleine Mängel sollten besondere Pflege erhalten, um sie zu mildern oder zu beheben: Schuppen am Körper und auf der Kopfhaut, Krampfadern, Schweißfüße, Warzen, Haarausfall.

Wer sich nur als „Fassade" erkennt, muss sich nicht wundern, dass diese gelegentlich bröckelt: Schönheit kommt eben auch von innen.

Zu diesem guten Körpergefühl gehört auch eine gesunde Lebensweise. Sie spiegelt sich überdies im Erscheinungsbild wieder.

Dazu gehören vernünftige Ernährung, erholsamer Schlaf, ausreichend Bewegung, Verzicht auf Reizstoffe.

Ein scharfer Geist

Bildung macht nicht nur Spaß, sie hebt auch das Selbstvertrauen und beugt altersbedingten geistigen Ausfallerscheinungen vor.
Es gibt zahlreiche schöngeistige Möglichkeiten den Geist zu pflegen wie beispielsweise der Besuch kultureller Veranstaltungen, Wissensspiele, Musizieren, Literatur, sich weiterzubilden, vielseitige Hobbys.

Äußerlich kann diese Geistespflege im Bedarfsfall durch Kräuteranwendungen unterstützt werden. Bei drohender oder bei bemerkbarer Vergesslichkeit können Kräuteranwendungen Abhilfe schaffen. Auch vorzüglich zur Prophylaxe. Hier sind besonders nennenswert:

- Kamille
- Brennnesseln
- Klette

Kamillen-Fußbad

Wirkt erfrischend/belebend auf den gesamten Kopfbereich. Gedächtnis, Gehör und Sehvermögen werden angeregt.
Blühende Kamillen werden bei vollem Sonnenschein mit dem Kraut geerntet. Für eine Anwendung benötigt man etwa so viel, wie locker in einen mittelgroßen Topf gefüllt werden können, also ein kleines Bund. Dieses mit der Haushaltsschere ein wenig zerkleinern und mit kaltem Wasser zum Kochen bringen. Der Absud sollte 5 Minuten sprudelnd kochen, dann weitere 25 Minuten bei mäßiger Wärmezufuhr langsam köcheln. Den Absud durch ein Sieb in eine Schüssel geben oder den gesamten Inhalt einem Fußbad zugefügen.
Bei drohender oder eingetretener Vergesslichkeit ist es am besten, wenn über einen längeren Zeitraum jeden Abend die Füße ausgiebig im Kamillen-Bad gebadet werden. Wenigstens jedoch sollte dieses Fußbad zweimal wöchentlich durchgeführt werden.

Übrigens: Kamillen wachsen wieder vermehrt in den Äckern ökologisch wirtschaftender Landwirte. Einfach einmal fragen, ob man ernten darf.

Brennnesselsamen-Öl

Stärkt nicht nur das Merkvermögen des Hirns, sondern kann obendrein die Potenz fördern!

Bei vollem Sonnenschein die reifen Samen der Brennnessel ernten und locker in eine Flasche einfüllen. Darauf gutes Öl geben, bis die Samen bedeckt sind. Das Gefäß für 4 Wochen an einen hellen und sonnigen Ort stellen, danach filtrieren und das Öl anwenden. Bei Vergesslichkeit können damit die Schläfen vor dem Schlafengehen eingerieben werden. Ansonsten können ein paar Tropfen täglich der Potenz sehr zuträglich sein.

Übrigens: Wegen des hohen Gehaltes an pflanzlichen Mineralstoffen und Säuren wirken die Brennnesselsamen belebend auf den Organismus. Nachweislich sind sie eine wirkungsvolle Konkurrenz zu Viagra & Co. Diese anregende Wirkung lässt sich nicht nur bei uns Menschen beobachten, sondern auch im Tierreich. So werden Pferde nachweislich spürbar feuriger, mischt man ihnen das getrocknete, samenbehaftete Kraut unters Heu, Kühe geben deutlich mehr Milch, die Sauen sind gesünder und fruchtbarer, die Ferkel dann vitaler und auch dem Geflügel verhilft dieses Mittel zu besserer Kondition; die Hühner legen deutlich mehr Eier.

Klettenwurzel-Wasser

Für mehr Haare und schnelleres Wachstum! Frische Klettenwurzeln werden gereinigt und zerkleinert und in wenig Wasser zum Kochen gebracht. Sind sie weich, werden sie püriert, in ein fest verschließbares Gefäß gefüllt und mit 40%igem Alkohol versetzt. Das Gefäß kommt für zwei Wochen an einen warmen und sonnigen Ort. Danach wird filtriert.

Das Klettenwurzelwasser wird gleich einem Haarwasser regelmäßig über einen längeren Zeitraum benutzt.

TIPP: Eine doppelte Lage Baumwollwatte in ein Sieb oder einen Durchlauf gelegt, ist eine preiswerte und obendrein einfach herzustellende optimale Filterapparatur!

Auch Wohlgerüche können stimulierend auf das Wohlgefühl wirken und Körper und Geist positiv beeinflussen.

Natürliche Wohlgerüche

- Quittenfrüchte
- Lavendelblüten
- Rosenblüten
- Labkrautblüten
- Holunderblüten
- Waldmeister
- Veilchenblüten
- Süßdoldenblüten
- Zitronenverbene
- Quendel
- verschiedene Nadelbaumharze

Wenn die Wäsche einen angenehmen, aber nicht durch künstliche Mittel hervorgerufenen Duft aufweisen soll, können kleine Wäschesäcke mit getrockneten Blüten, zwischen die Wäsche im Wäscheschrank gelegt werden. Besonders eignen sich hierfür:

Holunderblüten

Werden voll aufgeblüht bei sonnigem Wetter geerntet und rasch im Schatten getrocknet. Achtung: Die Blüten fallen aus!

Lavendelblüten

Werden kurz vor dem Aufblühen geerntet, gebündelt und an einem luftigen und schattigen Ort getrocknet.

Rosenblütenblätter

Voll aufgeblüht bei trockenem Wetter ernten, rasch im Schatten trocknen.

Waldmeister

Das grüne Kraut wird von Mai bis August geerntet. Bei der Ernte ist es geruchlos und gewinnt erst durch die Trocknung an Duftstoffen.

Zitronenverbene

Das grüne, sehr intensiv duftende Kraut wird rasch im Schatten getrocknet und muss zur Freisetzung der Duftstoffe öfter leicht zerrieben werden.

Übrigens: Werden die Lavendelblüten oder die Stängel der Zitronenverbene für ein paar Stunden in Zucker getaucht, nimmt dieser das wunderbare Aroma an und kann zum Backen oder für eine Tasse Tee genutzt werden.

Das Zimmer kann durch ein Duft-Potpourri mit angenehmem Geruch erfüllt werden. In ein hübsches Glas kommen nicht vollends erblühte Lavendelblüten, duftende Rosenblütenblätter, getrockneter Waldmeister, getrockneter Quendel und Kochsalz in bunter Mischung. Alles in allem ergibt der Inhalt ein Potpourri, das seinen wunderbaren Duft sehr gut entfaltet, wenn das Gefäß ein wenig auf einem Ofen oder Heizkörper erwärmt wird.

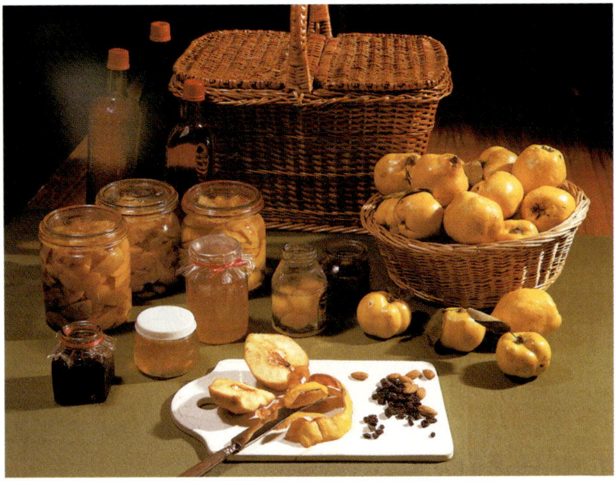

Quitten

Quittenfrüchte

Goldgelb sind sie und waren im Altertum der Aphrodite geweiht. Wissenschaftler haben 70 verschiedene Düfte nachgewiesen. Viele davon regen die Bildung von Sexualhormonen an.

Quittenfrüchte sind eine hervorragende Dekoration für ein Candle-light-Dinner. Und sie sollten in keinem Schlafzimmer fehlen.

Übrigens: Eine Schwangere, die während der Schwangerschaft viele Quitten isst, soll ein sehr intelligentes Kind zur Welt bringen. Liegt zudem während der Entbindung eine Quittenfrucht unter dem Bett, soll sie kaum Schmerzen bei der Geburt haben.

Desgleichen sollen Menschen, die im Sterben liegen, friedvoller von der Welt gehen können, wenn unter ihrem Bett Quitten liegen.

Natürliche Schönheitsmittel fürs Wohlfühlen

- Brennnessel
- Klette
- Kamille
- Meerrettich
- Salbei
- Schafgarbe

Brennnessel-Haarspülung

Wirkt bei dünnem Haar.

2 Hand voll frische Brennnesselblätter in einen Topf geben. Je 1 Tasse Wasser und 1 Tasse Weinessig zugeben. Mit einem Pürierstab pürieren und in ein fest verschließbares Gefäß füllen. Nach zwei Tagen ist die Mischung gebrauchsfertig. Nach jeder Haarwäsche wird die Haarspülung in das feuchte Haar einmassiert. Nach 10 Minuten Einwirkzeit wird das Haar gespült.

Brennnessel-Shampoo

Bei fettigem Haar und Schuppen.

Frische Brennnesseln bei trockenem Wetter pflücken und mit einem Nudelholz ein wenig bearbeiten, dass sich die Blätter dunkel färben. Danach in ein verschließbares Gefäß geben und mit normalem Haarshampoo auffüllen. Vor der ersten Anwendung mindestens zwei Wochen an einem hellen und warmen Ort aufbewahren.

Übrigens: Beinah vergessen wurde die Wirkung von Eigelb auf die Haarstruktur. Für besonders schön glänzendes Haar einfach nach jeder Haarwäsche ein Eidotter in das feuchte Haar einmassieren und vor dem Ausspülen ein paar Minuten einwirken lassen.

Kamillen-Haarfärbemittel

Blondiert das Haar und regeneriert die Struktur der Kopfhaut. Wirkt vorzüglich gegen fettiges Haar. Nicht bei trockenem Haar verwenden!

Blühende Kamillen mitsamt dem Kraut ernten. Die Stängel mit der Schere zerkleinern, locker in einen mittelgroßen Topf füllen und mit ca. 1 – 1 1/2 l Wasser versetzen. Die Kamillen 5 Minuten sprudelnd aufkochen, dann weitere 15 Minuten bei mittlerer Wärmezufuhr schwach köcheln.

Nach dem Durchseihen und Abkühlen ist die tönende Haarspülung gebrauchsfertig. Das Haar wird damit befeuchtet und mit einem Handtuch für ca. 2 Stunden umwunden. Im Anschluss ausspülen.

Klettenwurzel-Haarfärbemittel

Hellt das Haar auf und regt das Haarwachstum an.

Frische Klettenwurzeln von den Pflanzen mit den größten Blättern. Im Sommer/Herbst ausgraben, reinigen und zerkleinern; am höchsten ist die Wirksamkeit, wenn sie püriert werden.

Die so vorbereiteten Wurzeln in einem mittelgroßen Topf mit etwas Wasser und einer Messerspitze Natron zum Kochen bringen. Die Wurzeln sollten 5 Minuten sprudelnd kochen und weitere 15 Minuten bei mäßiger Wärmezufuhr köcheln.

Achtung: Kann über den Topfrand schäumen! Sobald der Wurzelbrei ausgekühlt ist, wird er in das feuchte Haar einmassiert. Das nasse Haar für 2 Stunden mit einem Tuch abdecken, dann ausspülen. Die Anwendung sollte in wöchentlichen Abständen so oft wiederholt werden, bis das gewünschte Ergebnis erreicht ist.

Königskerzen-Haaröl

Regt das Haarwachstum an.

Die Blüten der Königskerze bei sonnigem Wetter in ein Glas pflücken und für mehrere Tage in die pralle Sonne stellen. Die Blüten fallen zusammen und eine ölige Substanz tritt aus. Hiervon zur Anregung des Haarwuchses ein paar Tropfen auf Kamm oder Haarbürste geben. Da das Öl leicht blondiert, sollte es nicht bei getöntem oder gefärbtem Haar verwendet werden.

Salbei-Haarfärbemittel

Färbt das Haar schwarz.

Mit ausreichend Salbeisaft – aus der frischen Pflanze gewonnen – wird das Haar ordentlich befeuchtet. Für ein intensiv dunkles Ergebnis können 2-3 grüne Walnüsse oder ein paar Walnussblätter beim Entsaften zugesetzt werden.

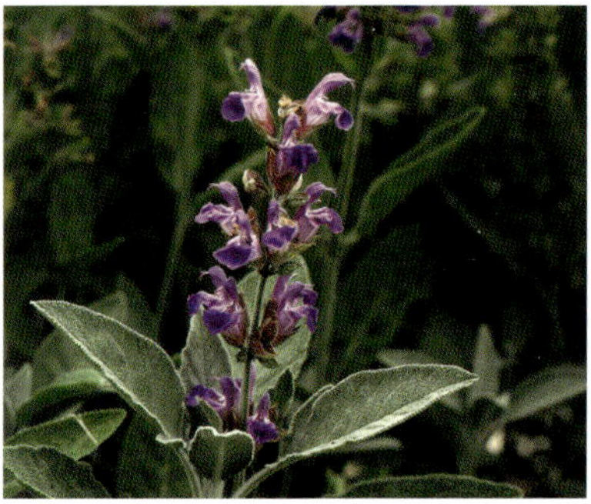

Achtung: Handschuhe tragen, da die Extrakte der Walnuss auch die Hände färben! Unbedingt vorher Gesicht und Hals eincremen, damit dort keine unerwünschten Hautverfärbungen eintreten! Ist das Haar ordentlich feucht, wird ein Tuch für etwa 2 Stunden um das Haar gebunden. Vorsicht: Das Tuch wird ebenfalls gefärbt! Nach dem Färben gründlich ausspülen.

Meerrettich-Essig

Zur Beseitigung altersbedingter Pigmentflecken und unschöner Sommersprossen. Frische geriebene Meerrettichwurzel in eine Flasche oder ein verschließbares Glas füllen und mit Weinessig versetzen, bis ein dünnflüssiger Meerrettich-Essigbrei entsteht. Das Glas wenigstens zwei Wochen an einen sonnigen Ort stellen, gelegentlich schütteln. Mit einem weichen Tuch die betreffenden Stellen mit dem Essig öfter abtupfen.

Vorsicht: Nichts in die Augen bringen! Außerdem reizt Meerrettich-Essig die Schleimhäute.

Schönheits-Blüten-Tee

Strafft die Haut, hält sie rein und klar. 20 Schafgarbenblüten, 1 Hand voll Kamillenblüten, 1 Hand voll Klatschmohnblütenblätter in einem Topf mit 1 l kaltem Wasser ansetzen und bei mäßiger Wärmezufuhr (ohne abzudecken) 1/2 Stunde kochen. Danach abgießen und die Blüten auspressen. Mit dem warmen Tee regelmäßig den Körper befeuchten und mit einer Massagebürste einmassieren.

Werden dem Tee noch 2 Stängel Zinnkraut (Schachtelhalm) zugesetzt, kann er sehr gut im Kampf gegen Akne verwendet werden. Außerdem bieten sich hier Dampfbäder an.

Gesichtsdampfbad

Bei Akne oder unreiner Haut. Der nach obigem Rezept bereitete Schönheitstee wird nicht abgeseiht, sondern samt Blüten und Stängel in ein weithalsiges Gefäß gegeben. Sobald er etwas ausgekühlt ist, aber immer noch Wasserdampf aufsteigt, kann das Gesicht bedampft werden. Ein Handtuch über Kopf und Schüssel decken, damit der Dampf intensiver wirkt.

Verwöhnrezepte

Sie gehören zum Wellness-Programm unbedingt dazu. Wählen Sie aus, was Ihnen zusagt.

Kräuterbad

- aphrodisierend
- entspannend
- belebend
- verschönend

Gerade ein Badevergnügen zählt für sehr viele Menschen zu den Favoriten, wenn es um das Verwöhnen überhaupt geht. Werden hierbei ein paar Regeln beachtet, kann ein simples Wannenbad durchaus zum puren Vergnügen werden und selbst triste Regentage vergessen machen. Entscheidend hierfür ist nicht die Größe oder Ausstattung des Badezimmers.
Wichtig ist, dass es sauber ist! Es gibt nichts Störenderes als Schmutz in der oder um die Badewanne. Kerzen sorgen für die nötige Romantik. Zu einem richtigen Badevergnügen gehören Blütenblätter, die dem fertig eingelassenen Bad zugegeben werden. Die Auswahl erfolgt individuell. Hervorragend eignen sich Rosenblütenblätter, die es in zahlreichen Farbnuancen und Duftversionen gibt. Doch auch die Blütenblätter der Apfelblüte, der Quittenblüte (wenn nicht chemisch behandelt!), Veilchenblüten oder die Blütenblätter der Stockrose verleihen dem Bad einen Hauch purer Exklusivität.
Darüber hinaus können dem Bad bestimmte Zusätze zugefügt werden:

Liebesbad

Ein Absud des Liebstöckel – der seinen Namen „Liebesstock" nicht umsonst trägt – erhebt ein Bad zu einem erotischen Erlebnis.
Für eine Anwendung werden frische grüne Pflanzenteile locker in einen mittelgroßen Topf gefüllt und mit gut 1 l Wasser für etwa 10 Minuten bei mittlerer Wärmezufuhr aufgekocht. Nach dem Auskühlen den Inhalt ins Badewasser sieben.

Erfrischungsbad

Frische Triebe des Quendels und des Rosmarins mit kochendem Wasser überbrühen und anschließend 10 Minuten zugedeckt ziehen lassen. Dann ins Bad geben. Frische Pfefferminze leicht zerkleinern und unmittelbar vor dem Bad unter das Badewasser rühren.

Entspannungsbad

Kamillenblüten, frisch oder getrocknet, auf das Badewasser streuen. Hinein kommt ein Tee aus den Blütenblättern des Klatschmohns. Werden frische Blütenblätter verwendet, dann 3-4 Hand voll in einen Topf geben und mit ca. 1 l kochendem Wasser überbrühen. Bei getrockneter Droge reicht 1 Hand voll vollkommen aus.
Der phantastische Nebeneffekt: Klatschmohnblüten-Tee färbt das Wasser leuchtend rot – ein exotisches Badeerlebnis.

Blaue Lagune

Schon wenige Blüten der Malve oder aber auch die blauen Blütenblätter des Wiesenstorchenschnabels färben das Badewasser intensiv meeresblau. Einfach ein paar Blüten dem Badewasser zugeben – fertig.

Schönheitsbad

Ins Badewasser 500 g Magerquark einrühren. Am besten wird der Quark mit einem Schneebesen in einem Gefäß vorverrührt und hierbei mit einem Schuss warmem Wasser verdünnt. Anschließend einen kräftigen Tee aus Schafgarbenblüten dem Badewasser zufügen und ebenfalls ordentlich verrühren. Zum Schluss Kamillenblüten, getrocknet oder frisch, auf das Badewasser streuen.

Abschließend

Nicht zuletzt bestimmt der Lebenswandel, ob wir uns wohl fühlen in unserer Haut oder nicht; Bewegungsmangel macht krank, Fernsehsucht führt unweigerlich in die Frustration, eine fehlerhafte Ernährung kann die Gesundheit kosten. Und am Ende ist man nicht nur unglücklich, sondern auch sehr einsam; ein Teufelskreis.

Wohlfühlen ist im Grunde weiter nichts als eine Harmonie der Gefühle, die über körperliche und geistige Einflüsse ausgelöst und stimuliert werden.

Adressen

Bezugsadressen für Tee- und Gewürzkräuter

Hollerbuschhof

ökologischer Kräuteranbau, Direktversand von Tee- und Gewürzkräutern

Lange Straße 14
39517 Groß Schwarzlosen
Telefon/Fax: 039361-51135
email: nicole-nikolaus@hollerbuschhof.de
www.kraeutergeister.de

Führungen werden auf Anfrage durchgeführt

Blauetikett-Bornträger GmbH

Direktversand von Tee- und Gewürzkräutern und Tee- und Gewürzkräutersaatgut aus ökologischem Anbau und Wildsammlung

In den Aspen
67591 Offstein
Telefon: 06243-905326, Fax: 06243-905328
email: blauetikett@web.de
www.blauetikett.de

Führungen werden auf Anfrage durchgeführt

Informationen zu Wildpflanzen und -kräutern

Heide Haßkerl

PF 1255
34402 Warburg

Führungen werden auf Anfrage durchgeführt - Programm anfordern

Heimatmuseum Kölleda

Museumsgarten/Schaugarten
Mitglied bei Rapontika e. V.

Rossplatz 39
99625 Kölleda
Ursula Winkelmann
Telefon: 03635-482887

Führungen werden auf Anfrage durchgeführt - Programm anfordern

Deutsches Landwirtschaftsmuseum Crimmitschau/Blankenhain

Agrar- und Freilichtmuseum Schloss Blankenhain

Am Schloss 9

08451 Crimmitschau

Telefon: 036608-2321, Fax: 036608-2332

email: kontakt@freilichtmuseum-blankenhain.de

www.Freilichtmuseum-Blankenhain.de

Programm anfordern

Förderverein Olitätenwege im Thüringer Kräutergarten e. V.

Info- und Beratungsstelle

Myliusstraße 7

98701 Großbreitenbach/Thüringen

Telefon: 036781-24558

Produktliste und Jahresprogramm anfordern

Bezugsadressen für Räucherwerk

Cornelia Schütt, GH & VH

Shoycido Räucherwerk

Hohenzollernring 26

22763 Hamburg

Telefon: 040-397649, Fa:x 040-397881

email: info-kainata@t-online.de

Katalog kann angefordert werden.

Mon bijou

Donnersberger Straße 32

80634 München

Telefon: 089-162816, Fax: 089-162818

email: mon.bijou@t-online.de

www.fa-monbijou.@t-online.de

Register

Augentrost	*Athamanta cretensis*	Augentrost-Wein	102
		Augentrost-Augenbad	101
Baldrian	*Valeriana officinalis*	Baldrian-Auszug	61 / 94 / 124
		Baldrian-Tinktur	61
Beifuß	*Artemisia megaris*	Beifuß-Tee	94
Beinwell	*Symphytum officinale*	Beinwell-Umschlag	116
Birke	*alle Birkenarten*	Birken-Schwitzbad	75
		Birkenbad	75
		Birkenblatt-Tee	77 / 85
Borretsch	*Borago officinalis*	Liebeskummer-Tee	64
		Borretsch-Öl	60
		Borretschblüten-Sirup	110
		Borretsch-Tee	60 / 108
		Glücks-Kur	111
Brennnessel	*Urtica dioica*	Brennnessel-Pflaster	13
		Brennnessel-Tee	14 / 52 / 68 / 86
		Brennnessel-Gemüse	52
		Brennnessel-Öl	48
		Brennnesselwurzel-Tee	86
		Brennnessel-Bier	14
		Brennnesselsamen-Öl	133
		Brennnessel-Erkältungssuppe	68
		Brennnessel-Haarspülung	135
		Brennnessel-Shampoo	135
Dost	*Origanum vulgare*	Dost-Fladen	110
Eberesche	*Sorbus aucuparia*	Ebereschen-Kur	42
		Ebereschen-Konfitüre	63
Erdrauch	*Fumaria officinalis*	Erdrauch-Tee	94 / 124
Frauenmantel	*Alchemilla vulgaris*	Frauenmantel-Tee	26
Gänseblümchen	*Bellis perenis*	Gänseblümchen-Salat	52
		Gänseblümchen-Öl	22
		Gänseblümchen-Tee	52 / 69
		Gänseblümchen-Umschlag	119
		Gänseblümchenknospen-Kapern	23
Giersch	*Aegopodium podagraria*	Giersch-Bad	17
		Giersch-Tee	17
Goldrute	*Solidago virgaurea*	Goldruten-Tee	87
		Goldruten-Tinktur	87
Hauhechel	*Ononis spinosa*	Hauhechel-Tee	86
		Hauhechel-Gemüse	89
Heidelbeere	*Vaccinium myrtillus*	Heidelbeer-Augenkur	102
Hirtentäschelkraut	*Capsella bursa-pastoris*	Hirtentäschel-Sud	116
		Hirtentäschel-Tee	116
Holunder	*Sambucus nigra*	Holunderbeeren-Saft	70
		Holunderblüten-Milch	69
		Holunderblüten-Pudding	69
		Holunderblüten-Tee	24 / 52
		Holunderblüten-Sirup	25
		Holunderrinde-Abkochung	24
		Holunderrinde-Tee	87
Hopfen	*Humulus lupulus*	Hopfen-Zapfen-Tee	125
Huflattich	*Tussilago farfara*	Huflattichblüten-Tee	38
Johanniskraut	*Hypericum perforatum*	Johanniskrautblüten-Öl	34 / 115

Kamillen	*Matricaria chamomilla*	Kamillenblüten-Tee	38 / 53 / 77 / 94 / 97
		Kamillen-Öl	115
		Kamillen-Umschlag	41
		Kamillen-Augentropfen	102
		Kamillen-Haarfärbemittel	135
		Kamillen-Bad	79 / 119
		Kamillen-Fußbad	131
		Kamillen-Pflaster	79
		Entspannungsbad	139
Klatschmohn	*Papaver rhoeas*	Klatschmohnblüten-Tee	124
		Gesichtsdampfbad	137
Klebkraut	*Galium aparine*	Klebkraut-Salat	88
Klette	*Lappa officinalis*	Klettenwurzel-Öl	115
		Kletten-Auflage	117
		Klettenwurzel-Haarfärbemittel	136
		Klettenwurzel-Wasser	132
Königskerze	*Verbascum officinalis*	Königskerzenblüten-Tee	38
		Königskerzen-Haaröl	136
		Königskerzen-Nasentropfen	53
Kümmel	*Carum carvi*	Kümmel-Tee	32 / 95
		Kümmel-Schnaps	95
Lavendel	*Lavandula officinalis*	Lavendel-Potpourri	133
		Lavendel-Öl	112
		Lavendel-Honig	112
Lärche	*Larix decidua*	Lärchenharz	52
		Lärchenharz-Räucherung	72
Liebstöckel	*Levisticum officinale*	Liebstöckel-Trinkhalm	41 / 42
		Liebesbad	138
Lindenblüte	*Tilia alba*	Lindenblüten-Tee	52
		Lindenblüten-Schafgarben-Tee	69
Löwenzahn	*Taraxum officinale*	Löwenzahn-Frischsaft	52
		Löwenzahn-Salat	52 / 96
		Löwenzahn-Gemüse	52
		Löwenzahn-Magenbitter	19
		Löwenzahnwurzel-Tee	52 / 78 / 96
Malvenblüten	*Malva sylvestris*	Malvenblüten-Tee	38
		Malvenblütenbad „Blaue Lagune"	52 / 139
Meerrettich	*Armoracia lapathofolia*	Meerrettich-Kur	77
		Meerrettich-Essig	137
Melisse	*Melissa officinalis*	Melissen-Tee	59, 125
Mistel	*Viscum album*	Mistel-Auszug	59
Pastinake	*Pastinaka sativa*	Verwendung in der Küche	126
Petersilie	*Petroselinum sativum*	Petersilien-Honigwein	62
Pfefferminze	*Metha piperita*	Pfefferminz-Tee	78 / 80
		Pfefferminz-Öl	47 / 80
		Erfrischungsbad	138
Portulak	*Portulaca oleracea*	Glücks-Kur	111
Quendel	*Thymus serpyllum*	Quendel-Tee	69
		Quendelkranz	29
		Erfrischungsbad	138
Quitte	*Cydonia vulgaris*	Quitten-Schleim	41
		Quitten-Kerne	41
Rose	*Keine Blüten aus dem Handel verwenden!*	Rosenlikör-Tee	59
		Rosenlikör	59
		Rosenblatt-Augenpflege	102
Rosmarin	*Rosmarinus officinalis*	Rosmarin-Öl	47
		Erfrischungsbad	138

Rotklee	*Trifolium pratense*	Rotklee-Sirup	117
		Schönheits-Tee	118
Runkelrübe	*Beta vulgaris var. rapa*	Runkelrüben-Hustensaft	71
Salbei	*Salvia officinale*	Salbei-Tee	30 / 38 / 52
		Salbei-Milch	28
		Salbei-Saft	31
		Salbei-Haarfärbemittel	136
Salz		Salzwasser	40
		Salzwasser-Nasenspülung	53
		Salzwasser-Fußbad	72 / 126
Schachtelhalm	*siehe Zinnkraut*		
Schafgarbe	*Achillea millefolium*	Schafgarben-Tee	59 / 96
		Schafgarben-Gesichtswasser	27
		Schönheits-Blüten-Tee	137
		Schönheitsbad	139
		Gesichtsdampfbad	137
Schlüsselblume	*Primula officinalis*	Schlüsselblumen-Tee	78 / 108
		Gute-Laune-Tee	109
Schwarze Johannisbeere	*Ribes nigrum*	Schwarzer Johannisbeer-Saft	70
		Schwarzer Johannisbeer-Tee	70
		„Schwarze Johanna"	96
Senf	*Sinapis alba*	Senf-Fußbad	71
Spitzwegerich	*Plantago lanceolata*	Spitzwegerich-Sirup	39
		Spitzwegerich-Tee	39
Tausendgüldenkraut	*Centaurium chloodes*	Tausendgüldenkraut-Tee	46
Thymian	*Thymus vulgaris*	Thymian-Tee	62 / 70
Veilchen	*Viola odorata*	Veilchenblüten-Sirup	21
		Veilchen-Tee	20
		Veilchen-Essig	21
		Veilchen-Likör	21
Vogelmiere	*Stellaria media*	Vogelmiere-Augentee	102
		Vogelmiere-Bad	16
		Vogelmiere-Salbe	16
Waldmeister	*Galium odoratum*	Duft-Potpourri	133
Wacholder	*Juniperus communis*	Wacholderbeeren-Bad	81
		Wacholderbeeren-Kur	98
Weißdorn	*Craetgus*	Weißdornblüten-Tee	60
Weißkohl	*Brassica oleracea*	Kohlblätter	47
Wermut	*Artemisia absinthum*	„Schwedenbitter"	82
Wurmfarn	*Dryopteris filix-mas*	Farnkraut-Kompressen	76
		Wurmfarn-Fußbad	76
		Farnkraut-Bett	81
Zinnkraut	*Equisum arvense (= Schachtelhalm)*	Zinnkraut-Dampfbad	88
		Zinnkraut-Sitzbad	88
		Zinnkraut-Tee	87
Zitrone	*Citrus Limon*	Zitronenwasser	25 / 47
		Zitronensaft	25 / 47
Zwegrhododendron		Zwegrhododendron-Rauch	63
Zwiebel	*Allium cepa*	Zwiebel-Umschlag	41 / 71
		Zwiebel-Hustensaft	72
Sonstige Heilanwendungen		Augen-Gymnastik	103
		Honig-Milch	42
		Kaltwasser-Anwendung	63
		Kartoffel-Wickel	42
		Mentholöl	47
		Quark-Wickel	42
		Tee-Bürstenmassage	115